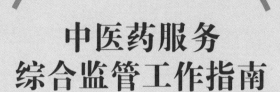

中医药服务
综合监管工作指南

主编◎赵　敏　赵宏发　钱　辉

ZHONG
ZONGHE JIA

U0302171

华中科技大学出版社
http://press.hust.edu.cn
中国·武汉

图书在版编目(CIP)数据

中医药服务综合监管工作指南/赵敏,赵宏发,钱辉编著.—武汉:华中科技大学出版社,2022.11
　　ISBN 978-7-5680-8826-8

　　Ⅰ.①中…　Ⅱ.①赵…　②赵…　③钱…　Ⅲ.①中国医药学-卫生服务-监管制度-中国-指南　Ⅳ.①R2-62

中国版本图书馆 CIP 数据核字(2022)第 216811 号

中医药服务综合监管工作指南　　　　　赵　敏　赵宏发　钱　辉　主编
Zhongyiyao Fuwu Zonghe Jianguan Gongzuo Zhinan

策划编辑:汪飒婷　　　　　　　　　　　封面设计:原色设计
责任编辑:郭逸贤　马梦雪　　　　　　　责任校对:刘　竣
责任监印:周治超
出版发行:华中科技大学出版社(中国·武汉)　　　电话:(027)81321913
　　　　　武汉市东湖新技术开发区华工科技园　　　邮编:430223
录　　排:华中科技大学惠友文印中心
印　　刷:湖北金港彩印有限公司
开　　本:787mm×1092mm　1/32
印　　张:9
字　　数:241 千字
版　　次:2022 年 11 月第 1 版第 1 次印刷
定　　价:39.80 元

本书若有印装质量问题,请向出版社营销中心调换
全国免费服务热线:400-6679-118　竭诚为您服务
版权所有　侵权必究

中医药服务综合监管工作指南
编委会

主　编　赵　敏　赵宏发　钱　辉
副主编　吴兵武　姚　硕　张宇清
编　者　（以撰写章节为序）

赵　敏　湖北中医药大学
李　敬　湖北中医药大学
钱　辉　湖北省卫生健康委员会综合监督局
姚　硕　湖北省卫生健康委员会综合监督局
冉雄飞　湖北省卫生健康委员会综合监督局
雷　鸣　湖北省卫生健康委员会综合监督局
曾　滔　宜昌市卫生计生综合监督执法局
向　阳　宜昌市卫生计生综合监督执法局
童　丽　宜昌市卫生计生综合监督执法局
许进彪　武汉市卫生计生执法督察总队
陈　君　武汉市卫生计生执法督察总队
陈小蕙　武汉市卫生计生执法督察总队
路伟丽　湖北省卫生健康委员会综合监督局
雷明生　襄阳市卫生计生综合监督执法局
江　杰　襄阳市卫生计生综合监督执法局
张　明　襄阳市卫生计生综合监督执法局
陈　聪　黄冈市卫生健康综合执法支队

刘　凯	黄冈市卫生健康综合执法支队
沈　伟	黄冈市卫生健康综合执法支队
余发林	十堰市卫生计生综合监督执法局
胡晓凌	十堰市卫生计生综合监督执法局
王　珊	十堰市卫生计生综合监督执法局
张志轩	鄂州市卫生健康监督执法支队
夏军霞	鄂州市卫生健康监督执法支队
吴江聆	武汉市卫生计生执法督察总队
罗　岚	武汉市卫生计生执法督察总队
郭瑶静	武汉市卫生计生执法督察总队
赵宏发	湖北省卫生健康委员会综合监督局
宋　涛	湖北省卫生健康委员会综合监督局
覃　伟	荆州市卫生健康综合执法支队
龙　兵	荆州市卫生健康综合执法支队
管晓丽	荆州市卫生健康综合执法支队
吴兵武	湖北省卫生健康委员会综合监督局
向　涛	枝江市卫生健康综合执法大队
雷植名	十堰市卫生计生综合监督执法局
龚作池	鄂州市卫生健康监督执法支队
祝佳晥	鄂州市卫生健康监督执法支队
张宇清	湖北中医药大学
陈　冰	湖北中医药大学

前　言

　　中医药事业是中国特色医疗卫生事业的重要组成部分,加强中医药监督管理工作不仅是促进中医药事业健康发展的重要保障,也是当前我国深化医改、完善基本医疗卫生制度的必然要求,对于保障人民群众享有安全有效的中医药服务、提高健康水平具有重要意义。《中共中央　国务院关于促进中医药传承创新发展的意见》第十九条明确指出要"完善中医药服务监管机制"。中医药服务综合监管与一般医疗卫生监督相比有其独有的法律依据和规律,需要特别关注。

　　基于上述背景和中医药服务监管部门及社会的实际需求,湖北中医药大学牵头,联合湖北省卫生健康委员会综合监督局及武汉市、襄阳市、宜昌市、十堰市、荆州市、黄冈市、鄂州市、枝江市卫生健康监督执法实务部门专业人员认真撰写了本书,力求体例创新,内容聚焦,形式丰富,贴近社会需求,回应社会亟需。

　　本书编写本着突出问题导向、可操作性及指导性的原则,强调简练实用。本书作为指导卫生监督机构依法监督中医药服务、中医药服务机构依法执业的"口袋书",可以供中医药服务监督机构及监督人员、中医药服务机构及从业者使用。同时,本书也可以作为中医药院校学生、卫生行政管理人员、中医药法治研究人员及社会大众了解我国中医药法律法规的参考书。

　　本书主要介绍中医药服务综合监管的理论及实务,包括中医药服务综合监管概述、中医药服务综合监管手段、中医药服务综合监管要点、医疗质量核心制度综合监管要点、中医药服务依法执业自查系统应用、中医药服务综合监管典型案例评析、常用中医药监督管理法规指引、湖北省中医诊所建设规范、常用中医药法律法规,体现了编者对中医药服务综合监管理论和实践的最新思考。

　　本书对于法律法规名称的表述，统一采用约定俗成的简称，以求简明。如《中华人民共和国中医药法》简称为《中医药法》，在正文中不再一一括注说明。

　　本书在编写过程中，得到了编者和编者所在单位，以及相关市州和医疗机构的大力支持，各位编者付出了辛勤的劳动。全书由赵敏、赵宏发、钱辉审定。本书的编写还得到了华中科技大学出版社的支持，车巍副社长、汪飒婷编辑为本书的出版花费了许多心血，在此一并表示由衷的感谢。

　　由于编者水平有限，书中难免存在疏漏和不妥之处，敬请专家、学者、同仁提出宝贵意见，以便今后修改完善。

编　者

目　　录

第一章　中医药服务综合监管概述 ……………………………………（1）

第一节　中医药服务综合监管的概念、特点及意义 ……………（1）

第二节　中医药服务综合监管的依据 ……………………………（8）

第三节　中医药服务综合监管法律救济 ………………………（18）

第二章　中医药服务综合监管手段 ………………………………（25）

第一节　中医药行政许可与行政备案 …………………………（25）

第二节　中医药行政处罚 ………………………………………（32）

第三节　中医药监督检查 ………………………………………（41）

第四节　中医药创新监管手段 …………………………………（45）

第三章　中医药服务综合监管要点（上）…………………………（48）

第一节　中医药依法执业综合监管要点 ………………………（48）

第二节　中医药服务无证行医监管要点 ………………………（56）

第三节　中医养生保健综合监管要点 …………………………（63）

第四节　备案中医诊所综合监管要点 …………………………（68）

第五节　中医医疗技术临床应用综合监管要点 ………………（75）

第六节　中医医疗广告综合监管要点 …………………………（81）

第四章　中医药服务综合监管要点（下）…………………………（87）

第一节　个体诊所综合监管要点 ………………………………（87）

第二节　医疗机构临床用血和血液安全综合监管要点 ………（91）

第三节　医疗机构麻醉药品和精神药品综合监管要点 ………（96）

第四节　医疗美容机构综合监管要点 …………………………（105）

第五节　医疗文书综合监管要点 ………………………………（112）

第五章　医疗质量核心制度综合监管要点 …………………（123）

　第一节　概述 ……………………………………………（123）

　第二节　医疗质量核心制度综合监管 …………………（125）

第六章　中医药服务依法执业自查系统应用 ………………（136）

　第一节　概述 ……………………………………………（136）

　第二节　管理要求 ………………………………………（138）

　第三节　依法执业自查系统应用介绍 …………………（140）

第七章　中医药服务综合监管典型案例评析 ………………（155）

　案例一　某中医理疗保健康复堂周某某非法行医案 ……（155）

　案例二　枝江市某药房未经备案擅自开办中医诊所执业案 …（158）

　案例三　某中西医结合妇产医院未遵循医疗质量安全管理
　　　　　制度案 …………………………………………（162）

　案例四　西医内科诊所中医师开展中医医疗服务案 ……（167）

　案例五　某某县人民医院违反血液储存规定案 …………（169）

　案例六　某某康复医院有限公司未依照规定进行精神药品
　　　　　专册登记案 ……………………………………（173）

　案例七　某医疗美容有限公司非法行医案 ………………（176）

　案例八　某中医诊所使用非卫生技术人员从事医疗卫生技术
　　　　　工作案 …………………………………………（179）

　案例九　医师周某某未按照规定填写病历资料案 ………（183）

　案例十　制度案例:中医医疗技术临床应用管理的制度构建 ……（186）

第八章　常用中医药监督管理法规指引 ……………………（203）

　第一节　中医药监督管理基础知识 ……………………（203）

　第二节　常用中医药监督管理法规指引 ………………（215）

第九章　湖北省中医诊所建设规范 …………………………（226）

第十章　常用中医药法律法规 ………………………………（260）

参考文献 ………………………………………………………（278）

第一章 中医药服务综合监管概述

依法监管医疗服务市场,保障公民健康权是任何国家不可克减的义务。现代以来,伴随着福利国家思潮和政府公共职能的扩大,以及医疗卫生技术的发展,风险社会对公民健康的负面影响日渐凸显。2018年中央全面深化改革委员会第二次会议指出,改革完善医疗卫生行业综合监管制度,对维护人民群众健康权益具有重要意义。综合监管制度是我国基本医疗卫生制度体系的重要支柱之一,《基本医疗卫生与健康促进法》第86条提出,国家建立健全机构自治、行业自律、政府监管、社会监督相结合的医疗卫生综合监督管理体系。综合监督管理的提出为卫生综合监督执法机构在新时期医疗卫生综合监管工作指明了方向。中医药服务综合监管是卫生综合监督执法体系建设中的一个重要方面,加强中医药服务综合监管是全面推进卫生综合监督工作的重要内容。中医药事业是中国特色医疗卫生事业的重要组成部分,加强中医药服务综合监管工作不仅是促进中医药事业健康发展的重要保障,也是当前我国深化医改、完善基本医疗卫生制度的必然要求,对于保障人民群众享有安全有效的中医药服务、提高健康水平具有重要意义。

第一节 中医药服务综合监管的概念、特点及意义

一、中医药服务综合监管的概念

(一)监管

"监管"可译为"regulation",是监督和管理,是政策法规制定、

监督检查和对监督结果进行处理的一系列过程。具体而言,监管是依据法律法规,在监督检查的基础上,对被监管者的行为进行约束,监管者与被监管者之间是相对独立的外部关系,是政府通过制定规则对具体产业的活动形成的间接干预行为。

（二）中医药服务综合监管

"综合监管"这一概念由来已久,在金融、经济、环境科学和安全生产等领域被广泛运用,而在医疗卫生领域的定位一直都很模糊。2016年,习近平总书记在全国卫生与健康大会上将综合监管制度列为5项基本医疗卫生制度之一,将其纳入医疗卫生体制改革的战略部署。

中医药服务综合监管是指政府和社会各方依据相关中医药法律、政策,运用多种监管机制和手段,对中医药医疗卫生服务进行全行业、全要素、全流程和全方位的管理与监督,规范与约束医疗卫生机构和人员的行为,维护公众健康权益的治理方式。

中医药服务综合监管,强调的是"综合",包括两个层面的含义:一是监管体系的综合,即内部和外部监管的协同。内部监管是指医疗卫生机构自我管理和自我监督;外部监管包括中医药监管部门、行业协会、社会监管,外部监管强调的是卫生、医保、药品监督、市场监管部门之间多部门的协同。二是监管对象的综合,监管范围既包括对开展中医医疗服务的各级各类医疗机构的执业活动和技术的监督管理,对中医医疗机构医师、护理人员、药学技术人员、医技人员及其他人员的监督管理,还包括对中医医疗服务市场秩序、中医医疗广告等事项进行的监督管理。

二、中医药服务综合监管的特点

与传统的监管方式不同,中医药服务综合监管的突出特点是"综合",它是监管主体的综合、监管手段的综合以及监管内容的综合。中医药服务综合监管具有如下特点。

（一）监管主体的多元性

中医药服务综合监管是以社会共治理念为指导,以分工合作、协同监管为主要方法,通过流程再造提高效率,满足人民群众对中医药服务的多元需求。在中医药服务综合监管体系的构建过程中,需要形成以政府监管为主导,行业协会、机构自身、社会公众参与的"四位一体"的多元主体监管格局,通过多方共同的努力提高治理能力,构建整合协调机制、督察机制等在内的中医药服务综合监管模式,通过相互协调、合作与交流来弥补政府在中医药服务监管资源方面的不足。具体而言包括以下几个方面。

第一,政府监管。政府是监管的主要主体,具有主导地位。国务院中医药管理部门负责全国中医药管理工作,国务院有关部门在各自的职责范围内负责与中医药有关的工作。县级以上地方人民政府负责中医药管理的部门负责本行政区域内的中医药管理工作,对中医药服务进行日常的监督检查是其重要的工作职责,并将下列事项作为监督检查的重点:中医医疗机构、中医医师是否超出规定的范围开展医疗活动;开展中医药服务是否符合国务院中医药主管部门制定的中医药服务基本要求;中医医疗广告发布行为是否符合《中医药法》的规定。同时,县级以上地方人民政府有关部门在各自的职责范围内负责与中医药有关的工作,中医药管理部门要加强与市场监督、公安等相关行业主管部门的协调配合,加强统筹协调,形成互为补充的中医药监管合力和风险处置能力,实现各主体间的沟通与合作,形成综合监管合力。

第二,行业自律。行业监管是最具有医疗服务特点的监管方式,由于中医药服务专业性强,中医药服务的监督执法具有复杂性,需要充分发挥中医药行业协会、中医师协会等社会组织的力量,加强中医医疗机构的行业自律,鼓励支持相关行业协会制定出台行约行规和自律规范,充分发挥行业协会在自我监督、自我管理中的主导作用。

第三,机构自治。要不断推进中医医疗机构依法执业、规范服务、提高服务质量等主体责任的落实,增强医疗机构依法执业意识,通过定期开展法律法规相关知识培训,使其严格按照《中医药法》等相关法律法规要求依法执业、规范执业,保障医疗质量和安全,不断提升其依法执业意识和水平,使行业工作人员能够严格按照法律法规和规章制度的规定和要求开展中医医疗服务。

第四,社会监督。社会监督是我国社会监督制度在中医药医疗卫生领域的具体应用,是国家机关以外的社会组织和公民依据我国《宪法》规定的社会主义民主和法治原则,采用批评、建议、申诉、控告或检举的形式,对中医药产品及服务的质量以及提供者工作中的缺点、错误和不良作风进行批评监督,是对政府监管、机构自我管理的补充,主要由公民、社会组织、专业机构和中介组织,以及新闻媒体进行监督。

(二)监管手段的多样性

中医药服务综合监管既要运用传统的行政手段,如行政许可、行政处罚、卫生监督检查、行政强制等手段,也要统筹运用行政、法律、经济和信息等多种手段,走向多元化,以此提高中医药服务综合监管的能力和水平,为实施健康中国战略、全方位全周期保障人民健康提供有力支撑。

传统的行政监管手段包括以下几个方面。

1. 中医药行政许可　行政许可既是中医药监督执法的主要内容之一,也是中医药监督执法的重要方式和手段之一。凡是涉及中医医疗服务市场、服务要素的准入管理,均需依法通过行政许可,具体包括开展中医药服务的医疗机构准入、中医药医疗技术人员执业准入、中医技术、中药产品和中医药广告审批等。

2. 中医药行政备案　中医药行政备案是中医药管理部门为收集与中医药服务相关的信息,加强对中医药服务的行政监督检查,依法要求公民、法人和其他组织报送与中医药服务监管有关的材料,并对报送的材料进行收集、整理、存档备查。行政备案是中医药监管部门实施监督管理的方式之一,如对中医诊所采取的监管方式主要为备案管理。

3. 中医药行政处罚　依据《行政处罚法》和相关法律法规的规定,各级卫生行政部门或中医药管理部门依据法定的职责权限、按照法定的程序对中医医疗服务市场主体的行为进行监督检查,对违反法律法规规定的行为实施行政处罚。

4. 中医药监督检查　中医药监督检查是中医药监督执法部门为实现监督管理职能对监督的相对人遵守法律法规和履行具体行政行为义务的情况进行了解的行为。对中医医疗机构、中医医师执业行为和中医医疗广告发布行为的监督检查,是监督检查工作的重点内容。

创新型监管方式包括:建立双随机抽查监管机制,切实加强事中事后监管;定期向社会公布依照法律法规制定的中医药监督检查事项目录;充分发挥行业自律,开展第三方质量和安全检验、检测、认证、评估等服务,培育和发展第三方医疗服务认证、医疗管理服务认证等服务评价模式,建立和完善中医药检验、检测体系;针对不同信用等级的市场主体采取不同的监督检查方式,将检查结果与市场主体的社会信用挂钩,让失信者一处违规,处处受限;建立监管信息平台,促进信息资源的开放共享、互联互通,逐步充实完善各类执法检查数据库,建立中医药健康服务机构的监管信息系统,建立不良执业记录制度、负面清单制度和失信联合惩戒机制等。

（三）监管内容的综合性

中医药服务综合监管的内容涉及中医药服务的诸多方面,具体而言包括以下几个方面。

1. 对开展中医医疗服务的各级各类医疗机构的监督管理
监督中医医疗机构对医疗卫生和中医药管理法律、法规、部门规章执行情况,重点加强中医医疗机构执业许可、诊疗科目设置、执业范围等情况的检查;监督医疗机构内部各项规章制度落实情况。

2. 对中医医疗机构医师、护理人员、药学技术人员、医技人员及其他人员的监督管理 监督中医医疗机构从业人员行为规范情况,监督中医医疗服务从业人员的资质,特别是执业类别、资格、注册、是否超出规定范围开展诊疗活动等情况。

3. 对中医医疗机构执业活动和技术的监督管理 监督检查中医诊疗标准规范、护理规范、中药药事管理规范等执行情况。开展对中医药特色诊疗服务包括个性化的中医辨证论治、中药药事服务、非药物疗法等的监督管理。

4. 对中医医疗服务市场秩序的监督管理 严厉打击各种非法行医和涉医违法行为,及时查处涉及中医医疗服务的大案要案,重点打击假借中医名义开展非法行医的各种机构,监督管理医疗气功活动,配合有关部门严厉打击"医托"等诈骗活动。

5. 对中医医疗广告的监督管理 进一步强化中医医疗广告的审批制度,严格审查发布内容和发布形式。中医药监管部门应会同有关部门完善违法广告的案件移送制度和程序。规范"网络问诊"和"微博问诊"等服务的内容和范围,重点查处在互联网上发布虚假违法中医医疗保健信息的行为。

三、中医药服务综合监管的意义

(一)促进中医药事业的快速发展

中医药作为我们中华民族的伟大创造,不仅在历史上为中华民族的繁衍昌盛作出了不可磨灭的贡献,而且在维护和增进人民健康的事业中发挥着不可替代的作用。改革开放以来,我国中医药事业获得了快速发展,中医医疗服务网络逐步建立并不断完善,中医药的服务能力和水平进一步提高,尤其是党中央和国务院高度重视中医药工作,为中医药事业的发展创造了十分有利的条件。但是,目前由于各类健康影响因素不断增加,危害群众健康的重大违法案件时有发生,中医药服务综合监管工作形势十分严峻,如社会上少数不法分子冒充中医的名义非法开设中医诊所、非法行医、兜售假药劣药,造成严重的医疗安全隐患;一些中医医疗机构违反规定,聘用非卫生技术人员行医、超范围执业等。这些行为不仅危害了公众的生命财产安全及合法权益,而且损害了中医药的良好声誉,也阻碍了中医药事业的健康发展。加强中医药服务综合监管工作,有利于进一步规范中医药医疗服务行为,建立良好的中医医疗服务市场秩序,从而为促进中医药事业的健康发展提供有力的保障。

(二)保障和提高公众的健康水平

随着经济社会的发展和生活水平的提高,人民群众更加重视生命安全和健康质量,健康需求不断增长,并呈现多样化、差异化特点。为有效应对多种健康挑战、更好满足人民群众健康需求,迫切需要加快推进中医药事业发展,更好地发挥其在健康中国建设中的独特优势。同时,也应看到,中医药发展过程中的诸多问题仍然存在。中医药事业是中国特色医疗卫生事业的重要组成部分,加强中医药服务综合监督管理工作不仅是促进中医药事业健康发展的重要保障,也是当前我国深化医改、完善基本医疗卫生制度的必然要求,对于保障人民群众享有安全有效的中医药服务、提高健康水平具有重要意义。

（三）全面推进我国的卫生监督工作

加强中医药服务综合监管是全面推进卫生监督工作的重要内容。随着卫生监督工作的不断推进,近年来中医药服务监督工作也得到了重视和加强。特别是在全国范围内开展的打击非法行医专项行动、整治虚假违法广告专项行动以及治理医药购销领域商业贿赂等重大活动中,各级中医药管理部门和各级卫生行政部门、卫生监督机构等相互配合,密切合作,都取得了较好的效果。然而,从建立和完善我国卫生监督体系,全面加强卫生监督工作的总的要求来看,中医药服务监督工作目前还相对薄弱和滞后,还存在着不少困难和问题。例如,中医药服务监督工作的体制和机制还需进一步理顺,各地卫生行政部门、中医药管理部门和卫生监督机构在中医药监督工作方面的职责、权利与义务还需进一步明确,相互间的沟通、协调还需进一步加强;体现中医药特点的法律法规、规范标准体系还不健全,中医药服务监督工作缺乏必要的、足够的依据;卫生监督队伍的现状还不能完全适应中医药监督执法工作的需要,具有中医药专业背景的卫生监督人员更是十分匮乏,在一定程度上影响了中医药服务综合监管工作的效率和效果。因此,只有加强中医药服务综合监管工作,卫生监督工作的任务和目标才能更好地完成和实现。

第二节　中医药服务综合监管的依据

一、中医药服务综合监管的法律依据

依法行政是行政行为应遵循的基本原则,中医药服务综合监

管作为我国卫生行政监督的重要组成部分,必须严格依法进行。在中医药理论的指导下所制定的,遵循中医药的自身发展规律的一系列中医药法律、规章以及规范性文件成为中医药监管主体进行综合监管的重要法律依据。

（一）中医药服务综合监管法律依据的表现形式

1. 宪法 宪法是国家根本大法,是制宪机关通过法定程序制定的具有最高法律效力的规范性法律文件,是国家一切立法的基础和依据。1982年《宪法》第21条第1款明确规定:"国家发展医疗卫生事业,发展现代医药和我国传统医药"。这从根本上确立了中医药的法律地位,为我国中医药法制体系的构建提供了根本保障。

2. 中医药法律 中医药法律是指由全国人民代表大会及其常务委员会依法制定的,调整涉及中医药活动过程中发生的社会关系的规范性法律文件。中医药法律分为两种:中医药专门法律和中医药一般法律。

中医药专门法律是由全国人民代表大会制定,以中医药方面最基本问题作为立法内容的专门法律规范。目前,我国中医药专门法律为《中医药法》,其是我国首部全面、系统体现中医药特点的综合性法律,它明确了中医药的重要地位、发展方针和扶持措施,改革完善了中医医师、中医诊所和中药等方面的管理制度,规范中医药从业行为,保障医疗安全和中药质量。同时,明确了中医药的工作管理体制,确定中央和地方中医药主管部门,以及其他有关部门在中医药管理工作中的职责,以确保各部门按照权责一致的原则依法履职,做好中医药的综合监管工作。《中医药法》为中医药服务综合监管提供了重要的法律依据,为进一步促进中医药事业健康发展提供了法律保障。

中医药一般法律是指中医药专门法律以外的其他卫生法律。

如《医师法》《药品管理法》《传染病防治法》《精神卫生法》《母婴保健法》《食品安全法》《非物质文化遗产法》《基本医疗卫生与健康促进法》《野生动物保护法》和《全国人民代表大会常务委员会关于全面禁止非法野生动物交易、革除滥食野生动物陋习、切实保障人民群众生命健康安全的决定》等。

此外,我国其他基本法律和普通法律,如《行政许可法》《行政处罚法》《国家赔偿法》等中有关行政执法和行政赔偿方面的条款,也是我国中医药综合监管的法律依据。

3. 中医药行政法规和中医药部门规章 中医药行政法规是以宪法和中医药法律为依据,由国务院制定颁布的涉及中医药方面的规范性法律文件。如《中共中央国务院关于促进中医药传承创新发展的意见》《药品管理法实施条例》《医疗机构管理条例》《中药品种保护条例》《野生药材资源保护管理条例》《医疗事故处理条例》《突发公共卫生事件应急条例》《乡村医生从业管理条例》《传染病防治法实施办法》《国务院办公厅关于改革完善医疗卫生行业综合监管制度的指导意见》《国务院办公厅印发关于加快中医药特色发展若干政策措施的通知》等。

中医药部门规章是由国务院中医药主管部门和其他承担中医药相关管理职能的有关部门在各自权限内制定发布的与中医药有关的规范性法律文件。中医药部门规章规定的事项应当属于执行法律或者国务院的行政法规、决定、命令的事项。如《传统医学师承和确有专长人员医师资格考核考试办法》《医疗机构管理条例实施细则》《中医医术确有专长人员医师资格考核注册管理暂行办法》《中医诊所备案管理暂行办法》《中医类别全科医师岗位培训管理办法(试行)》《中医药服务监督工作指南(试行)》《中医药专利管理办法(试行)》等。

中医药行政法规和中医药部门规章是我国中医药监督执法中数量最多的法律依据。

4. 地方性中医药法规和地方性中医药规章　地方性中医药法规是指省、自治区、直辖市和设区的市、自治州的人民代表大会及其常务委员会根据本行政区域的具体情况和实际需要,在不与宪法、其他法律、行政法规相抵触的前提下制定的中医药方面的规范性法律文件。地方性中医药法规在本行政区域内具有法律效力,是相应地方的中医药监督主体实施卫生监督的法律依据。如《湖北省中医药条例》《广东省中医药条例》。

地方性中医药规章是指省、自治区、直辖市和设区的市、自治州的人民政府根据本行政区域的具体情况和实际需要,在不与宪法、其他法律、行政法规和地方性法规相抵触的前提下依法制定的中医药方面的规范性法律文件。与地方性中医药法规类似,地方性中医药规章也在本行政区域内发生法律效力,是中医药监督主体实施中医药监督的法律依据。

(二)中医药服务综合监管法律依据的效力关系

1. 上位法优于下位法　中医药服务综合监管法律依据是有位阶的,效力等级高的是上位法,效力等级低的就是下位法。上位法与下位法之间的效力关系是"上位法优于下位法",即宪法具有最高法律效力,其他依次是中医药法律、中医药行政法规、地方性中医药法规、中医药部门规章、地方性中医药规章。

2. 同位阶法律分别适用　同位阶的中医药服务综合监管法律依据具有同等法律效力,在各自适用范围内适用。比如中医药行政法规之间,地方性中医药法规之间,中医药部门规章之间,中医药部门规章与地方性中医药规章之间具有同等效力,在各自的适用范围内适用。

3. 特别法优于一般法　如果针对同一事项在某一中医药监管领域既有一般立法,又有不同于一般立法的特殊立法时,中医药监管法律依据的效力关系是特别规定优于一般规定,即"特别法优于一般法",中医药法律、中医药行政法规、地方性中医药法规、中医药部门规章、地方性中医药规章等中医药监管法律依据各自的特别规定与一般规定不一致时,适用特别规定。

4. 新法优于旧法 在同一机关制定的中医药法律、中医药行政法规、地方性中医药法规、中医药部门规章、地方性中医药规章等中医药监管法律依据内部,如果既有新的规定,也有旧的规定,其效力关系是"新法优于旧法",即新的规定与旧的规定不一致的,适用新的规定。

二、中医药服务综合监管的技术依据

随着中医药在保健、养生等方面的作用日益凸显,仅靠已出台的《中医药法》并不能完全满足中医药的发展。因此,我国在医疗、教育、科研、中医药管理等领域颁布了多部中医药标准和规范。国家中医药管理局分别在 2006 年、2012 年制定了《中医药标准化发展规划(2006—2010 年)》和《中医药标准化中长期发展规划纲要(2011—2020 年)》;此外,我国还制定了一系列国家和行业标准,包括《药品生产质量管理规范》《药品经营质量管理规范》《医院中药房基本标准》《医院中药饮片管理规范》《中医临床诊疗术语》《经穴部位》《中医病证诊断疗效标准》《中医病证分类与代码》等。这些中医药标准的实施与完善,不仅有助于促进中医药产业管理和学术进步,推进中医药现代化,也成为中医药监管主体进行综合监管的重要法定依据,增强了中医药执法和监管的力度。

(一)相关概念

1. 中医药服务综合监管的技术依据 中医药服务综合监管的技术依据是指中医药监管主体实施中医药监管所使用的中医药标准、技术规范等。中医药监管具有较强的专业性和技术性,中医药服务综合监管活动的开展往往需要借助一定的技术手段,遵循法定的技术标准和规范。国家中医药管理局与国务院有关部门发布了大量涉及中医药的卫生标准和其他规范性文件,成为中医药监管主体进行中医药综合监管的法定依据。

2. 中医药标准 标准是指为了在一定的范围内获得最佳的秩序,经协商一致制定并由公认的机构批准,共同使用和重复使用的一种规范性文件。标准属于技术规范,标准以科学、技术和经验的综合成果为基础,以促进最佳社会效益为目的。

卫生标准是指为实施国家卫生法律法规和有关卫生政策,保护人体健康,在预防医学和临床医学研究与实践的基础上,对涉及人体健康和医疗卫生服务事项制定的各类技术规定。其中,涉及中医药相关的卫生标准称为中医药标准。

中医药标准是卫生标准的重要组成部分,是国家标准化工作的重要内容。中医药标准既是中医药卫生科学的重要内容,又是国家重要的技术法规,同时也是中医药监管主体进行中医药监管的法定依据。

（二）中医药标准的主要分类

1. 中医药标准分类 根据发生作用的有效范围划分,中医药标准分为国际标准、国家标准、行业标准、地方标准、团体标准。

（1）国际标准:国际标准由国际标准化组织制定,例如 ISO(国际标准化组织)、IEC(国际电工委员会)、ITU(国际电信联盟)等。中医药领域的国际标准主要由国际标准化组织发布,具体由国际标准化组织/中医药技术委员会组织制定。中医药国际标准在世界范围内统一使用。目前已发布了诸多中医药国际标准,涵盖了中医临床、中医信息学、中药产品、制剂等多个重要专业。如国际标准 ISO 22256:2020《中医药—辐照中药光释光检测法》,该标准是我国药品监督管理系统中第一个 ISO 中医药国际标准。

（2）国家标准:国家标准是由国务院有关行政主管部门和国

务院标准化行政主管部门协同组织制定,由国务院批准发布或授权批准发布,在全国范围内统一实施的标准。国务院授权国家药品监督管理局制定的国家标准有《中国药典》《国家药品监督管理局国家药品标准》《国家药品监督管理局国家中成药标准汇编》等。

(3)行业标准:行业标准由国务院有关行政主管部门组织制定。中医药行业标准由国家中医药管理局组织制定,报国家标准化管理委员会备案。国家中医药管理局发布的中医药行业标准主要集中在中医、中药领域,如 ZY/T 001.2—1994《中医外科病证诊断疗效标准》、ZY/T 001.3—1994《中医妇科病证诊断疗效标准》等。

(4)地方标准:地方标准由各省、自治区、直辖市中医药标准化主管部门制定。中医领域地方标准较为少见,但中药领域的中药材标准、饮片炮制加工规范等地方标准多见且应用较为广泛。

(5)团体标准:团体标准是一种新兴的标准形式,由依法成立的社会团体组织制定。中医药团体标准主要由各学/协会组织制定,目前中医药领域多个学术团体或行业协会已经开展团体标准研制工作,如中华中医药学会、中国中西医结合学会、中国中药协会等制定了诸多团体标准,如 T/CACM 1020.1—2016《道地药材第 1 部分:标准编制通则》、T/CACM 1021.1—2016《中药材商品规格等级标准编制通则》等。

2. 强制性标准和推荐性标准　根据法律约束力划分,中医药标准可分为强制性标准和推荐性标准。

强制性标准是在一定范围内通过法律、行政法规等手段强制执行的标准。强制性标准是国家技术法规的重要组成部分,具有法律属性。中医药方面的强制性国家标准集中在中药领域,主要由国家药典委员会组织制定,少量注册类标准由国家药品监督管理局药品审评中心制定,已经形成了较成熟、规范的药品标准管理体系,如《国家药品监督管理局国家中成药标准汇编》等。

推荐性标准,又称为非强制性标准或自愿性标准,是指在卫生活动领域通过经济手段或市场调节而自愿采用的标准。中医药推荐性国家标准是在国家标准化管理委员会的指导下,由国家中医药管理局组织制定,如 GB/T 21709.1—2008《针灸技术操作规范　第 1 部分:艾灸》等。

(三)中医药标准的作用

1. 中医药标准是中医药监管监测检验的技术规范　监测检验是中医药监管常用的重要手段。要使监测检验结果具有法律有效性,必须使监测检验方法规范化,这就需要制定统一的监测检验规范,即检验方法标准。

2. 中医药标准是中医药监管评价的技术依据　进行卫生评价是实施中医药监管的基本手段,对监督相对人进行卫生评价的主要技术依据是中医药标准。

3. 中医药标准是实施中医药监管执法的技术依据　中医药监管主体通过适用中医药标准,可以认定案件事实存在与否以及违法程度的轻重,从而为正确适用中医药法律、法规作出监督行为奠定基础。

4. 中医药标准对中医药监管的相对人具有规范作用　中医药标准是从事中医药活动所应当遵守的技术性要求,是强制性标准,并得到中医药法律、法规的保障,对从事中医药活动的相对人具有规范作用。

三、中医药服务综合监管的事实依据

中医药服务综合监管在监督处理作出决定时,不仅要有法律依据、技术标准的依据,还必须以事实为基础,作出的行政行为应当符合"先取证,后裁决"的规则要求,且应成为必要而充分的证据以认定相关事实。

（一）中医药服务综合监管证据

证据是指用于证明案件真实情况的一切材料和事实。中医药服务综合监管证据是指用以证明中医药违法案件真实情况的一切材料和事实。

（二）中医药服务综合监管证据的种类

目前,我国法律没有专门规定中医药服务综合监管的证据种类,但是,中医药服务综合监管行为属于行政行为,可适用我国《行政诉讼法》对证据的相关规定来确定证据的种类。《行政诉讼法》第33条规定,行政诉讼的证据有8种,包括:①书证;②物证;③视听资料;④电子数据;⑤证人证言;⑥当事人的陈述;⑦鉴定意见;⑧勘验笔录、现场笔录。

1. 物证　物证是指用其外形及其他固有的外部特征和物质属性来证明卫生违法案件事实真相的物品。外部特征是指作为物证的客观实在物的形状及存在情况。物质属性是指物品的化学性质和物理性质。在一定的条件下,仅凭物品的外部特征和存在状态,不能证明案件事实;在一定的条件下,物证是同时以其外部特征和物质属性来证明案件事实的。比如药害事件,不能仅以药品的外在形状证明案件事实,而应同时以其外在形状和被鉴定为假药、劣药等物质属性来证明案件事实。

2. 书证　书证是以其所载文字、符号、图案等表达出的思想内容来证明案件事实的书面材料,可分为原本、正本、副本、记录本、影印件和译本。比如医疗机构执业许可证件、营业执照、合格证等,均属于书证范畴。在书证的收集过程中,应注意以下问题:一是尽量提供原件,提供原件确实有困难的,可以提供与原件核对无误的复印件、照片、节录本;二是提供由有关部门保管的书证原件的复制件、影印件或者抄录件的,应当注明出处,经该部门核对无异后加盖其印章;三是提供报表、图纸等书证的,应当附有说明材料。

3. 证人证言 证人证言是了解卫生行政违法行为的人,以口头或书面的方式向中医药监管主体所作的陈述,是行政处罚中使用比较普遍的证据形式。证人证言类证据有如下要求:一是写明证人的姓名、年龄、性别、职业、住址等基本情况;二是有证人的签名,不能签名的,以盖章等方式证明;三是注明出具日期;四是附有居民身份证复印件等证明身份的文件。

4. 当事人的陈述 卫生违法案件中当事人的陈述,包括陈述、申辩、听证程序中当事人所作的辩解。真实的陈述可作为认定案件的直接证据,对行为人的陈述和辩解应认真听取,避免只听一面之词,要注意审查行为人的陈述和辩解之间以及与其他证据之间是否一致、合乎情理。当事人的陈述如果是以询问、陈述、谈话笔录形式出现的,应由行政执法人员、被询问人、陈述人、谈话人签名或者盖章。

5. 鉴定意见 鉴定意见是指接受委托或者聘请的具有专门知识的人或机构,对卫生违法案件中某些专门性问题进行鉴定所作的书面结论。鉴定意见类证据有如下要求:载明委托人和委托鉴定的事项、向鉴定部门提交的有关材料、鉴定的依据和使用的科学技术手段、鉴定部门和鉴定人资格的说明,并应有鉴定人的签名和鉴定部门的盖章。通过分析获得的鉴定意见,应当说明分析过程。

6. 勘验笔录、现场笔录 勘验笔录是指中医药监督执法人员对卫生违法案件的现场以及不便移动的物证等进行勘查、检验后作出的能够证明案件情况的记录。勘验笔录所反映的多是客观情况,而且一般在案件发生后进行,如对生产假冒伪劣中药的产地现场进行拍照,并以文字、表格、图画、数据等形式整理出笔录。

现场笔录是中医药监督执法人员在现场当场实施行政处罚或者其他处理决定时所作的现场情况的笔录。

　　勘验笔录、现场笔录是客观事物的书面反映,是保全原始证据的一种证据形式。

　　7. 视听资料　　视听资料是指利用录音、录像、计算机储存等手段反映出的音像或其他信息以证明案件事实的资料,如中医药监管部门对中医医疗机构擅自改变主要登记事项行为的录像。对视听资料类证据,有下列要求:一是尽量提供有关资料的原始载体,提供原始载体确有困难的,可以提供复制件;二是注明制作方法、制作时间、制作人和证明对象等;三是声音资料应当附有该声音内容的文字记录。

第三节　　中医药服务综合监管法律救济

　　中医药服务综合监管法律救济是指特定的国家机关对中医药服务监管主体的违法行为进行纠正,使相对人受到的侵害和损害的合法权益获得恢复和补救的法律制度。中医药服务综合监管法律救济包括中医药监管行政复议、中医药监管行政诉讼和中医药监管行政赔偿等方式。

　　中医药服务综合监管法律救济是为矫正中医药监管主体的侵害行为和相对人受到侵害而建立的解决纠纷、为相对人提供救济的制度。中医药服务综合监管法律救济的根本目的是保证合法利益的实现和法定义务的履行,对于保护中医药服务综合监管法律关系主体的合法权益、促进中医药监管主体依法行政、维护中医药监管法律的权威具有重要意义。

一、中医药监管行政复议

(一)中医药监管行政复议的概念

　　中医药监管行政复议是指公民、法人或者其他组织认为中医药监管主体的监督行为侵犯其合法权益,依法向有行政复议权的行政机关提出复议申请,行政机关依法受理行政复议、作出复议决定的活动。

中医药监管行政复议的特征为行政监督性、行政救济性、准司法性。

(二)中医药监管行政复议的受案范围

1. 可申请行政复议的中医药监管行为　主要包括:①对中医药行政处罚决定不服的;②对中医药行政强制措施不服的;③认为中医药监管主体违法集资、征收财物、摊派费用或者违法要求履行其他义务的;④认为符合法定条件,向中医药监管主体申请颁发许可证、执照、资质证、资格证等证书,或者申请中医药监管主体审批、登记有关事项,中医药监管主体没有依法办理的;⑤对中医药监管主体作出的有关许可证、执照、资质证、资格证等证书变更、中止、撤销的决定不服的;⑥认为中医药监管主体侵犯其合法的经营自主权的;⑦中医药监管主体应履行其他法定职责,中医药监管主体没有依法履行的;⑧认为中医药监管主体的其他监督行为侵犯其合法权益的。

2. 不能申请行政复议的行政决定　包括:①中医药监管主体作出的行政处分或者其他人事处理决定;②中医药监管主体作出的对民事纠纷的调解或其他处理。

(三)中医药监管行政复议程序

1. 启动　中医药监管行政复议程序的启动以相对人申请为前提。申请行政复议必须满足以下条件:①由认为中医药监管行为侵犯其合法权益的公民、法人或其他组织提出复议申请;②有明确的被申请人;③有具体的复议请求和事实根据;④属于申请复议的范围;⑤向有管辖权的中医药监管行政复议机关提出;⑥符合行政复议申请的程序性要求。

2. 审查 中医药监管行政复议机关收到中医药监管行政复议申请后,应当在 5 日内予以审查,分别作出处理:符合《行政复议法》规定,又属于本中医药监管行政复议机关管辖的,予以受理;不属于本机关管辖的,应告知申请人向有管辖权的中医药监管行政复议机关提出;不符合《行政复议法》规定的,决定不予受理,并书面告知申请人。

3. 行政复议审查内容 中医药监管行政复议的审理遵循三个原则,即书面审理原则、复议不停止执行原则和被申请人承担举证责任原则。

中医药监管行政复议的审查内容不受复议申请范围的限制;既进行合法性审查,也进行合理性审查;既审查中医药监管行为,也审查抽象行政行为。其中,对中医药监管行为,主要审查下列内容:①被申请人作出的中医药监管行为是否符合法定职权;②认定的相关事实是否清楚,证据是否确凿、充分;③适用的法律依据是否正确、有效;④中医药监管行为的内容是否合法、适当;⑤程序是否合法;⑥其他应当审查的事项。

(四) 中医药监管行政复议决定的种类

1. 维持决定 适用于认定事实清楚、证据确凿、适用依据正确、程序合法、内容适当的中医药监管行为。

2. 撤销、变更或确认决定 中医药监管行为有以下情形之一的,应作出撤销、变更或确认决定:主要事实不清,证据不足的;适用依据错误的;违反法定程序的;超越职权的;滥用职权的;明显不当的。决定撤销或者确认中医药监管行为违法的,可以责令被申请人在一定期限内重新作出中医药监管行为。

3. 履行职责决定 被申请人不履行法定职责的,决定其在一定期限内履行。

二、中医药监管行政诉讼

（一）中医药监管行政诉讼的概念

中医药监管行政诉讼是指公民、法人或者其他组织认为中医药监管行为侵犯其合法权益，向人民法院提起诉讼，人民法院依法定程序对中医药监管行为是否合法进行审理和裁判的活动。

中医药监管行政诉讼的特征主要包括：解决的争议是中医药监管行政争议；是司法权对行政权的监督；被告始终是中医药监管主体。中医药监管行政诉讼主要按照《行政诉讼法》的相关规定执行。

（二）中医药监管行政诉讼的受案范围

人民法院受理相对人对下列中医药监管行为不服提起的诉讼：①暂扣或者吊销许可证和执照、责令停产停业、没收违法所得、没收非法财物、罚款、警告等行政处罚；②限制人身自由或者对财产的查封、扣押、冻结等行政强制措施和行政强制执行；③行政许可；④侵犯经营权；⑤对中医药监管主体的"不作为"。此外，根据《行政复议法》的规定，凡是经过行政复议的中医药监管行为也可以提起行政诉讼。

（三）中医药监管行政诉讼程序

1. 起诉和受理

（1）起诉：公民、法人和其他组织向人民法院提出司法保护请求的行为。起诉应当符合以下条件：原告是认为中医药监管行为侵犯其合法权益的公民、法人或者其他组织；有明确的被告；有具体的诉讼请求和事实根据；属于人民法院的受案范围和受诉人民法院管辖。

（2）受理：人民法院对原告的起诉状进行审查，认为符合法律规定的起诉条件，决定立案审理的诉讼行为。人民法院接到起诉状之后,应当组成合议庭对起诉状进行审查,并在 7 日内作出是否受理的决定。

2. 审理与判决 《行政诉讼法》规定,上级人民法院有权审理下级人民法院管辖的第一审行政案件。下级人民法院对其管辖的第一审行政案件,认为需要由上级人民法院审理或者指定管辖的,可以报请上级人民法院决定。实行两审终审制,第二审法院的裁判是终审裁判,当事人如果不服可以进行申诉,但二审裁判必须执行。

人民法院审理行政诉讼案件时,应严格按照《行政诉讼法》规定的条件和程序进行,经审理,可作出如下判决:①维持中医药监管主体的原处理决定;②判撤销或部分撤销中医药监管主体所作出的具体行政行为;③中医药监管主体在一定期限内履行其法定职责;④变更原处理决定。

3. 执行 执行是指相对人拒不履行已经发生法律效力的人民法院的判决、裁定和中医药监管主体的行政处理决定所确定的义务时,人民法院或者中医药监管主体,根据已经生效的法律文书,按照法定程序迫使相对人履行义务,保证实现法律文书内容的诉讼活动。

中医药监管主体在管理相对人不履行义务时,可申请人民法院强制执行。主要有两种情况:一是中医药监管行政诉讼经人民法院判决生效后,相对人不执行判决的,中医药监管主体可以向第一审人民法院申请强制执行;二是中医药监管主体依据法律、法规的规定,在中医药监管行政决定依法生效后,相对人拒不执行的,可向人民法院申请强制执行。

三、中医药监管行政赔偿

(一)中医药监管行政赔偿的概念

中医药监管行政赔偿是指中医药监管主体及其监督人员在中

医药监管过程中因违法行使职权,侵害公民、法人或者其他组织的合法权益并造成损害后果,由中医药监管主体依法承担赔偿责任的制度。

中医药监管行政赔偿的特征主要包括:性质上属于国家责任;是对中医药监管侵权行为的损害赔偿;由行政赔偿义务机关代表国家向相对人进行赔偿;是法律对赔偿条件和范围有明确限定的一种赔偿责任。

（二）中医药监管行政赔偿的范围

根据《国家赔偿法》规定,中医药监管主体及其监督人员在行使中医药监管职权时,有下列违法行为的,相对人有取得赔偿的权利。

1. 有下列侵犯人身权情形之一的　违法拘留或违法采取限制公民人身自由的行政强制措施的;非法拘禁或者以其他方法非法剥夺公民人身自由的;以殴打、虐待等行为或者唆使、放纵他人以殴打、虐待等行为造成公民身体伤害或者死亡的;违法使用武器、警械造成公民身体伤害或者死亡的;造成公民身体伤害或者死亡的其他违法行为。

2. 有下列侵犯财产权情形之一的　违法实施罚款、吊销许可证和执照、责令停产停业、没收财物等行政处罚的;违法对财产采取查封、扣押、冻结等行政强制措施的;违法征收、征用财产的;造成财产损害的其他违法行为。

中医药监管主体对属于下列情形之一的,不承担赔偿责任:①中医药监管人员与行使职权无关的个人行为;②因公民、法人和其他组织自己的行为致使损害发生的;③法律规定的其他情形。

（三）中医药监管行政赔偿程序和时效

根据《行政诉讼法》和《国家赔偿法》,中医药监管行政赔偿分为两种途径:单独就中医药监管行政赔偿问题向中医药监管主体及人民法院提出的单独请求行政赔偿程序；在中医药监管行政复议、行政诉讼中一并提起的附带请求行政赔偿程序。

赔偿请求人请求中医药监管行政赔偿的时效为2年，自中医药监管机关及其监督人员行使职权时的行为被依法确认为违法之日起计算。赔偿请求人在赔偿请求时效的最后6个月内，因不可抗力或其他障碍不能行使请求权的，时效中止。从中止时效的原因消除之日起，赔偿请求时效期间继续计算。

（赵敏　李敬）

第二章　中医药服务综合监管手段

中医药服务综合监管手段是指中医药服务监管主体贯彻中医药卫生法律规范,实施中医药服务监管过程中所采取的措施和方法。不仅包括传统的行政执法手段,如中医药行政许可、中医药行政备案、中医药行政处罚、中医药监督检查,还包括中医药服务创新的监管手段,如规范化行政执法机制、"双随机、一公开"抽查机制、信用监管、信息公开、风险预警和评估、网格化管理、综合监管结果协同运用机制等。

第一节　中医药行政许可与行政备案

一、中医药行政许可

中医药行政许可既是中医药服务综合监管的主要内容之一,也是中医药服务综合监管的重要方式和手段之一。涉及中医医疗服务市场、服务要素的准入管理,需依法通过行政许可。

（一）中医药行政许可的概念

《卫生行政许可管理办法》中规定卫生行政许可是卫生行政部门根据公民、法人或者其他组织的申请,按照卫生法律、法规、规章和卫生标准、规范进行审查,准予其从事与卫生管理有关的特定活动的行为。中医药行政许可是卫生行政许可的重要组成部分,是针对中医药领域的卫生行政许可。中医药行政许可管理是国家、各级政府和中医药行政管理部门依法对中医药服务项目进行规范的一种手段。目前我国并没有专门的中医药行政许可管理规定,中医药领域的行政许可规定大多是作为卫生行政许可规定的组成部分,包含在各类卫生法律法规之中。

(二)中医药行政许可的事项

中医药服务涉及行政许可管理的事项主要可以归纳为开展中医药服务的医疗机构准入许可、中医药医疗技术人员执业许可、中药产品许可和中医药广告许可。

1. 开展中医药服务的医疗机构准入许可　开展中医药服务的医疗机构包括依法取得医疗机构执业许可证的中医、中西医结合的医院、门诊部和诊所。中医医疗机构涉及的行政许可主要是执业许可,涉及其审批和管理的法律法规依据有《中医药法》《医疗机构管理条例》《医疗机构管理条例实施细则》《中医诊所备案管理暂行办法》等。举办中医医疗机构应当按照国家有关医疗机构管理的规定办理审批手续,并遵守医疗机构管理的有关规定。目前国家有关医疗机构管理的规定主要是《医疗机构管理条例》及《医疗机构管理条例实施细则》。举办中医医疗机构应当符合设置规划和医疗机构基本标准,并办理以下审批手续:①单位或者个人设置医疗机构,必须经县级以上地方人民政府卫生行政部门审查批准,并取得设置医疗机构批准书,方可向有关部门办理其他手续;②医疗机构执业,必须进行登记,领取医疗机构执业许可证。除《中医药法》另有规定外,举办中医医疗机构应当遵守《医疗机构管理条例》及《医疗机构管理条例实施细则》的有关规定。

2. 中医药医疗行为的从业人员执业许可　从事中医药医疗行为的从业人员范围很广,包括各级中医、民族医、中西医结合医疗机构中的中医卫生技术人员,经过培训的中医专业的乡村医生以及通过师承或一技之长形式从事中医医疗行为的人员。对于从事中医药医疗行为的中医从业人员、乡村医生、师承和一技之长人员,都要严格按照已有规定进行管理。具体而言,涉及其审批和管理的法律法规依据有《中医药法》《医师法》《医师资格考试暂行办法》《乡村医生从业管理条例》《医师执业注册管理办法》《传统医学师承和确有专长人员医师资格考核考试办法》《中医医术确有专长人员医师资格考核注册管理暂行办法》等。

3. 中药产品许可 中药产品许可主要涉及中药饮片和院内中药制剂的许可。中药饮片审批和管理的法律法规依据有《药品管理法》《医院中药饮片管理规范》《国家中医药管理局办公室关于进一步加强中药饮片管理保证用药安全的通知》《医疗机构中药饮片质量管理办法(试行)》等;涉及院内中药制剂的审批和管理的法律法规依据有《药品管理法》《医疗机构制剂配制质量管理规范(试行)》等,对院内中药制剂进行了严格的规定,医疗机构配制制剂须经所在地省、自治区、直辖市人民政府卫生行政部门审核同意,由省、自治区、直辖市人民政府药品监督管理部门批准,发给医疗机构制剂许可证,但不得在市场上销售。

4. 中医医疗广告许可 医疗机构发布中医医疗广告应当按照规定向所在地省、自治区、直辖市人民政府负责中医药管理的部门申请并报送有关材料,发布的中医医疗广告内容应当与审查批准发布的内容一致。涉及其审批管理的法律法规依据有《中医药法》《广告法》《医疗广告管理办法》等。

(三)中医药行政许可的程序

1. 许可的申请与受理 中医药行政许可是一种依申请的行政行为,这一行为是以申请人提出申请作为前提,然后由卫生行政部门依据不同情况作出处理。

(1)申请:中医药行政许可的申请是指公民、法人或者其他组织为了从事与中医药服务有关的特定活动,按照法律、法规、规章规定的程序和要求,向卫生行政部门提交有关材料的行为。申请人应当对材料的真实性负责,承担相应的法律责任。

申请人提出中医药行政许可,必须具备如下条件:①申请内容:必须是中医药法律法规规定经许可方能进行的活动或事项。②申请主体:申请人必须具有申请许可事项的行为能力。按照《医疗机构管理条例》的规定,医疗机构要获得医疗机构执业许可证必须要符合医疗机构的基本标准,有合适的名称、组织机构和场所,有与其开展的业务相适应的经费、设施、设备和专业卫生技术人员等。③申请形式:申请人必须以书面形式提交申请,申请书上应载明申请许可的事项、理由、条件等。④申请管辖:申请人应向具有许可权限的卫生行政部门提交申请。

(2)受理:卫生行政部门接收行政许可申请时,应当按照申请事项是否需要许可、申请人提交的申请材料是否齐全进行核对,同时作出处理。具体包括以下情形:①不予受理。申请人申请的事项不属于需要许可的事项时,应当即时作出不予受理的决定,并告知申请人原因;申请人申请的事项,不属于卫生行政部门职权范围的,应当即时作出不予受理的决定,并告知申请人向有关行政机关申请。②更正、补全材料。申请材料存在可以当场更正的错误,应当允许申请人当场更正,但申请材料中涉及技术性的实质内容除外。申请人应当对更正内容予以书面确认;申请材料不齐全或者不符合法定形式的,应当当场或者在 5 日内出具申请材料补正通知书,一次告知申请人需要补正的全部内容,逾期不告知的,自收到申请材料之日起即为受理;补正的申请材料仍然不符合有关要求的,可以要求继续补正。③予以受理。申请材料齐全、符合法定形式,或者申请人按照要求提交全部补正申请材料的,应当受理其行政许可申请。

受理或者不予受理中医药行政许可申请的,应当出具加盖卫生行政部门专用印章和注明日期的文书。

2. 许可的审核与决定 许可的审核是指卫生行政部门收到申请人申请后,应当对申请人的申请书进行程序性审核与实质性审核。

（1）程序性审核：程序性审核主要审核申请许可的事项是否符合法定程序和法定形式，是否向有权限的机关提出申请，以及手续是否完备等。

（2）实质性审核：实质性审核主要审核申请的事项是否满足条件，申请人本身是否具备从事许可事项的行为能力，并进行相应的实地核对查实。

如《医疗机构管理条例》规定，县级以上地方人民政府卫生行政部门自受理执业登记申请之日起45日内，根据本条例和医疗机构基本标准进行审核。审核合格的，予以登记，发给医疗机构执业许可证；审核不合格的，将审核结果以书面形式通知申请人。

3. 许可证的颁发　申请人的申请符合法定条件、标准的，卫生行政部门应当依法作出准予行政许可的书面决定。依法需要颁发行政许可证件的，应当向申请人颁发加盖部门印章的行政许可证件。行政许可证件应当按照规定载明证件名称、发证机关名称、持证人名称、行政许可事项名称、有效期、编号等内容，并加盖部门印章，标明发证日期。

4. 许可的撤销与注销

（1）许可的撤销：中医药行政许可的撤销是卫生行政部门对于授予相对人的行政许可，以当初作出许可决定时存在的瑕疵为由撤销许可决定。撤销中医药行政许可的理由是卫生行政部门或者相对人在中医药行政许可过程中存在不正当或违法行为，从而导致作出的中医药行政许可存在瑕疵或者违法情形。

（2）许可的注销：中医药行政许可的注销是指卫生行政部门基于中医药行政许可在事实上已经不存在或者在法律上已被禁止等特定事实的出现，依法收回中医药行政许可证件或者公告中医药行政许可失去效力。

二、中医药行政备案

行政备案是行政机关的规制手段之一,作为一种相对缓和的手段,行政备案逐渐成为行政机关实施管理的一种重要手段。特别是在《行政许可法》实施、行政审批制度改革背景之下,行政备案越来越频繁地运用于行政监管工作中,在中医药服务综合监管领域对中医诊所的监管及限制类中医技术则主要采取此种方式。我国《中医药法》的制定及颁布实施,使中医诊所依法治理有了根本遵循,从根源上明确了中医诊所的概念,规范了中医诊所的执业范围,将中医诊所由许可管理改为备案管理。随后制定的《中医诊所备案管理暂行办法》则进一步对中医诊所的备案条件、监督管理、法律责任等进行了明确。中医诊所作为中医医疗机构的重要组成部分,数量众多,成为历来中医药服务监管工作的重中之重。因此,后文关于行政备案的程序主要以中医诊所的备案管理为例进行阐述。

(一)中医药行政备案的概念

中医药行政备案是指中医药监管部门依法要求公民、法人和其他组织,报送其从事中医药活动的有关材料,并将报送材料存档以便日后备查和进行监督的事后监管方法。通常情况下,行政备案的功能包括信息收集、信息披露和存档备查。《中医药法》第14条第二款规定:举办中医诊所的,将诊所的名称、地址、诊疗范围、人员配备情况等报所在地县级人民政府中医药主管部门备案后即可开展执业活动。

(二)中医诊所的行政备案程序

《中医药法》作为中医药的统领性法律文件,为中医诊所监督执法搭建了顶层框架,提供了权威的法律依据,是中医诊所监督执法的基础性文件。在实施层面,主要以《中医诊所备案管理暂行办法》为依据,指导中医诊所监督执法中要遵循的具体工作流程及工作内容。《中医诊所备案管理暂行办法》主要对中医诊所备案管理进行具体规定,所列的内容主要是中医诊所备案管理中特殊情形的规定,对于中医诊所与其他医疗机构共性的管理要求,《中医诊所备案管理暂行办法》没有再做重复规定,而是按照《医疗机构管理条例》等有关法律、法规和相关规定执行。法律、规章及规范性文件三者的组合构成了当前中医诊所监督执法的规范性依据。根据相关法律法规,中医诊所的行政备案程序主要包括以下环节。

1. 提交材料 中医诊所备案,应当提交下列材料:①中医诊所备案信息表;②中医诊所主要负责人有效身份证明、医师资格证书、医师执业证书;③其他卫生技术人员名录、有效身份证明、执业资格证件;④中医诊所管理规章制度;⑤医疗废物处理方案、诊所周边环境情况说明;⑥消防应急预案。备案人应当如实提供有关材料和反映真实情况,并对其备案材料实质内容的真实性负责。

2. 处理 县级中医药主管部门收到备案材料后,对材料齐全且符合备案要求的予以备案,并当场发放中医诊所备案证;材料不全或者不符合备案要求的,应当当场或者在收到备案材料之日起5日内一次告知备案人需要补正的全部内容。国家逐步推进中医诊所管理信息化,有条件的地方可实行网上申请备案。

3. 信息公开 县级中医药主管部门应当在发放中医诊所备案证之日起20日内将辖区内备案的中医诊所信息在其政府网站公开,便于社会查询、监督,并及时向上一级中医药主管部门报送本辖区内中医诊所备案信息。上一级中医药主管部门应当进行核查,发现不符合《中医诊所备案管理暂行办法》规定的备案事项,应当在30日内予以纠正。

第二节　中医药行政处罚

一、中医药行政处罚的概念

根据《卫生行政处罚程序》规定,卫生行政处罚是指县级以上卫生行政机关依据卫生法律、法规、规章,对应受制裁的违法行为,作出的警告、罚款、没收违法所得、责令停产停业、吊销许可证以及卫生法律、行政法规规定的其他行政处罚。中医药行政处罚是卫生行政处罚的重要组成部分,是针对中医药领域的卫生行政处罚。

依据《行政处罚法》和相关专门法律法规的规定,中医药行政处罚指各级卫生行政部门或中医药管理部门依据法定的职责权限、按照法定的程序,对违反中医药卫生法律规范,尚未构成犯罪的公民、法人或者其他组织,以减损权益或者增加义务的方式予以惩戒的行为。目前我国并没有专门的中医药行政处罚管理规定,中医药领域的行政处罚规定大多散见于各项卫生法律法规之中。

二、中医药行政处罚的种类和形式

《行政处罚法》第9条规定,行政处罚的种类有以下几种:警告、通报批评;罚款、没收违法所得、没收非法财物;暂扣许可证件、降低资质等级、吊销许可证件;限制开展生产经营活动、责令停产停业、责令关闭、限制从业;行政拘留;法律、行政法规规定的其他行政处罚。按照中医药相关法律法规,中医药行政处罚的种类主要有通报批评、警告、罚款、没收违法所得、没收非法财物、责令停产停业、吊销许可证、限制从业。

(一)通报批评

通报批评指行政机关对违法行为人在一定范围内通过书面批

评加以谴责和告诫,指出其违法行为,避免其再犯。如《传染病防治法》第 69 条对七种行为设定了"通报批评"处罚。

（二）警告

警告是指行政机关对有违法行为的公民、法人或者其他组织提出告诫,使其认识自己违法所在和如何改正的一种处罚种类,是中医药行政处罚中最轻的一种。如《医疗机构管理条例》第 46 条和第 48 条对两类违法行为设定了"警告"处罚;《医师法》第 55 条至第 57 条,对十二种违法行为设定了"警告"处罚;《基本医疗卫生与健康促进法》第 101 条对两种行为设定了"警告"处罚;《中医诊所备案管理暂行办法》第 22 条、第 23 条对两种行为设定了"警告"处罚。

（三）罚款

罚款是指行政机关对实施行政违法行为的当事人进行的一种经济性制裁,通过使当事人财产受到损失起到惩戒的目的。罚款也是中医药行政处罚中最经常、最普遍的手段。如《中医药法》第 54 条至第 56 条,对三种行为设定了"罚款"处罚;《基本医疗卫生与健康促进法》第 100 条,对三种行为设定了"罚款"处罚;《医师法》第 54 条、第 56 条、第 57 条、第 59 条,对九种行为设定了"罚款"处罚;《医疗机构管理条例》第 43 条、第 46 条至第 48 条,对四种行为设定了"罚款"处罚;《医疗机构管理条例实施细则》第 77 条、第 79 条至第 82 条,对二十二种行为设定了"罚款"处罚;《中医诊所备案管理暂行办法》第 20 条至第 24 条,对五种行为设定了"罚款"处罚。

（四）没收违法所得、没收非法财物

没收违法所得是指行政机关依法将违法行为人在违法活动中所获得的财产没收归国有的行政处罚形式。没收非法财物是指行政机关依法将违法行为人经营的违禁物品和违法行为工具等予以没收,并依法进行处理的处罚形式。如《中医药法》第54条、第56条,对两种行为设定了"没收违法所得"处罚;《基本医疗卫生与健康促进法》第99条、第100条对五种行为设定了"没收违法所得"处罚,第99条对一种行为设定了"没收非法财物"处罚;《医师法》第54条、第56条、第57条,第59条对一种行为设定了"没收非法财物"处罚;《医疗机构管理条例》第43条对一种行为设定了"没收违法所得"处罚,第46条对一种行为设立了"没收违法所得"处罚;《医疗机构管理条例实施细则》第77条对八种行为设定了"没收非法财物"处罚;《中医诊所备案管理暂行办法》第20条、第21条、第24条对三种行为设定了"没收违法所得"处罚。

（五）责令停产停业

责令停产停业指行政机关对实施行政违法行为的当事人责令其停止生产、停止经营活动的处罚形式。如《中医药法》第54条、第55条、第56条,对四种违法行为设定了"责令停止执业活动"处罚;《基本医疗卫生与健康促进法》第99条对一种行为设定了"责令停止执业活动"处罚;《医师法》第58条、第59条对两种行为设定了"责令停止执业活动"处罚;《医疗机构管理条例》第43条对一种行为设定了"拒不改正的,责令其停止执业活动"处罚;《医疗机构管理条例实施细则》第77条对八种行为设定了"责令停止执业活动"处罚;《中医诊所备案管理暂行办法》第20条至第24条,对七种行为设定了"责令停止执业活动"处罚。

（六）吊销许可证

吊销许可证是指行政机关依法对实施行政违法行为的当事人取消其所取得的行政许可证件,剥夺当事人从事某项生产经营活动、执业权利的行政处罚。如《中医药法》第54条、第55条,对两种行为设定了"吊销许可证"处罚;《基本医疗卫生与健康促进法》第99条对一种行为设定了"吊销医疗机构执业许可证"处罚;《医师法》第 54 条、第 58 条对两种行为设定了"吊销医师执业证书"处罚;《传染病防治法》第 69 条对七种行为设定了"吊销执业证书"处罚;《医疗机构管理条例》第 46 条、第 47 条对三种行为设定了"吊销医疗机构执业许可证"处罚;《医疗机构管理条例实施细则》第78 条、第 79 条、第 80 条、第 81 条对十一种行为设定了"吊销医疗机构执业许可证"处罚;《中医诊所备案管理暂行办法》第 21 条至第 24 条,对六种行为设定了"注销中医诊所备案证"处罚。

（七）限制从业

限制从业指对实施行政违法行为的当事人,限制其在一定时间内不得再次从事相关职业或进入相关领域。如《中医药法》第54 条、第 56 条,对两种违法行为设定了"限制从业"处罚;《医师法》第 58 条对一种行为设定了"限制从业"处罚;《中医诊所备案管理暂行办法》第 20 条、第 21 条、第 24 条对五种行为设定了"限制从业"处罚。

三、中医药行政处罚的程序

我国并没有专门的中医药行政处罚管理规定,中医药领域的行政处罚规定大多散见于各项卫生法律法规之中,关于中医药行政处罚的程序主要以《行政处罚法》和《卫生行政处罚程序》的相关规定执行,主要包括简易程序、一般程序、听证程序。

（一）简易程序

依据新修订的《行政处罚法》第 51 条规定,违法事实确凿并有法定依据,对公民处以二百元以下、对法人或者其他组织处以三千元以下罚款或者警告的行政处罚的,可以当场作出行政处罚决定。

适用简易程序的行政处罚行为,应符合以下三个要件:违法事实确凿、有法定依据、处罚程度较轻。

1. 具体程序

（1）表明身份：执法人员当场作出行政处罚决定的，应当向当事人出示执法证件。

（2）说明理由和依据：执法人员指出当事人的违法行为，说明给予行政处罚的理由及依据，必要时进行现场取证。

（3）告知当事人依法享有的权利：告知当事人依法享有陈述权、申辩权，依法申请行政诉讼、行政复议的权利。

（4）制作当场行政处罚决定书：执法人员填写预定格式、编有号码的行政处罚决定书，行政处罚决定书应当载明当事人的违法行为，行政处罚的种类和依据、罚款数额、时间、地点，申请行政复议、提起行政诉讼的途径和期限以及行政机关名称，并由执法人员签名或者盖章。

（5）交付与告知：行政处罚决定书应当当场交付当事人，并告知履行时限、方式、拒不履行应承担的法律后果以及申请行政诉讼或行政复议的权利。

（6）备案：执法人员当场作出的行政处罚决定，应当报所属行政机关备案。

2. 当场行政处罚的执行　有下列情形之一，执法人员可以当场收缴罚款：①依法给予一百元以下罚款的；②不当场收缴事后难以执行的；③在边远、水上、交通不便地区，当事人到指定的银行或者通过电子支付系统缴纳罚款确有困难，经当事人提出，行政机关及其执法人员可以当场收缴罚款。

行政机关及其执法人员当场收缴罚款的，必须向当事人出具国务院财政部门或者省、自治区、直辖市人民政府财政部门统一制发的专用票据；不出具财政部门统一制发的专用票据的，当事人有权拒绝缴纳罚款。执法人员当场收缴的罚款，应当自收缴罚款之日起两日内，交至行政机关；在水上当场收缴的罚款，应当自抵岸之日起两日内交至行政机关；行政机关应当在两日内将罚款缴付指定的银行。当事人应当自收到行政处罚决定书之日起十五日内,到指定的银行或者通过电子支付系统缴纳罚款。银行应当收受罚款,并将罚款直接上缴国库。

（二）一般程序

一般程序也称为普通程序,是行政机关实施行政处罚的基本程序,行政主体在实施行政处罚过程中,除法律、法规有特别规定或依法可以适用简易程序的案件外,实施行政处罚应当依照一般程序。一般程序应包括:受理与立案、调查取证、作出决定、送达、执行与结案。

1. 受理与立案 中医药监管主体在日常监督工作中发现、接受群众举报或其他行政机关移送的,有应该受到中医药行政处罚嫌疑的违法案件,应当及时受理并做好记录。受理后发现符合法定条件的应当立案。

2. 调查取证 中医药监管主体立案后,在作出行政处罚决定之前,必须先依法调查取证,查明违法事实。对于依法给予中医药行政处罚的违法行为,应当调查取证,查明违法事实。案件的调查取证,必须有两名以上执法人员参加,并出示有关证件。对涉及国家机密、商业秘密和个人隐私的,应当保守秘密。

中医药执法人员进行现场检查时,应制作现场检查笔录,笔录经核对无误后,执法人员和被检查人应当在笔录上签名。被检查人拒绝签名的,应当由两名执法人员在笔录上签名并注明情况。

书证、物证、视听材料、证人证言、当事人的陈述、鉴定意见、勘验笔录、现场笔录等,经执法人员审查或调查属实,为中医药行政处罚证据。

行政机关在收集证据时,可以采取抽样取证的方法;在证据可能灭失或者以后难以取得的情况下,经行政机关负责人批准,可以先行登记保存,并应当在七日内及时作出处理决定,在此期间,当事人或者有关人员不得销毁或者转移证据。

3. 作出决定 调查终结,中医药监管部门负责人应当对调查结果进行审查,根据不同情况,分别作出如下决定:①确有应受行政处罚的违法行为的,根据情节轻重及具体情况,作出行政处罚决定。②违法行为轻微并及时改正,没有造成危害后果的,不予行政处罚。初次违法且危害后果轻微并及时改正的,可以不予行政处罚。③违法事实不能成立的,不予行政处罚。④违法行为涉嫌犯罪的,移送司法机关。对情节复杂或者重大违法行为给予行政处罚,中医药监管部门负责人应当集体讨论决定。

在确定具体罚款数额时,依据《行政处罚法》第 14 条,地方政府规章可以在法律、法规规定的给予行政处罚的行为、种类和幅度的范围内作出具体规定。如依据《湖北省规范卫生健康行政处罚自由裁量权指导规则》第 11 条规定,对行政相对人的违法行为不具有法定或者酌定不予处罚、减轻处罚、从轻处罚或者从重处罚情形的罚款处罚的,除法律、法规和规章另有规定外,一般按照以下标准确定罚款数额:①规定了法定罚款上、下限幅度的,以最高罚款额与最低罚款额之差计算,在最低罚款数额基础上,对轻微违法行为一般按差额的 30% 以下确定;对一般违法行为按差额的 30% 至 60% 确定,对严重违法行为按差额的 60% 以上确定。②只规定法定罚款上限,未规定法定罚款下限的,对轻微违法行为在法定罚款上限的 30% 幅度内确定,对一般违法行为在法定罚款上限的 30% 至 60% 幅度内确定,对严重违法行为在法定罚款上限的 60% 至 100% 幅度内确定。③罚款为一定数额倍数的,以最高罚款倍数与最低罚款倍数的倍数差计算,在最低罚款倍数的基础上,对轻微违法行为按倍数差的 30% 以下确定,对一般违法行为按倍数差的 30% 至 60% 幅度内确定,对严重违法行为按倍数差的 60% 以上确定。为便于实际操作,上述处罚数值可按四舍五入法取相近数值的整数或整倍数。

有下列情形之一,在中医药监管部门负责人作出行政处罚的决定之前,应当由从事行政处罚决定法制审核的人员进行法制审核;未经法制审核或者审核未通过的,不得作出决定:①涉及重大公共利益的;②直接关系当事人或者第三人重大权益,经过听证程序的;③案件情况疑难复杂、涉及多个法律关系的;④法律、法规规定应当进行法制审核的其他情形。

中医药监管部门给予行政处罚,应当制作行政处罚决定书。行政处罚决定书应当载明下列事项:①当事人的姓名或者名称、地址;②违反法律、法规、规章的事实和证据;③行政处罚的种类和依据;④行政处罚的履行方式和期限;⑤申请行政复议、提起行政诉讼的途径和期限;⑥作出行政处罚决定的行政机关名称和作出决定的日期。行政处罚决定书必须盖有作出行政处罚决定的行政机关的印章。

行政机关应当自行政处罚案件立案之日起九十日内作出行政处罚决定。法律、法规、规章另有规定的,从其规定。

4. 送达　行政处罚决定书应当在宣告后当场交付当事人;当事人不在场的,行政机关应当在七日内依照《民事诉讼法》的有关规定,将行政处罚决定书送达当事人。

当事人同意并签订确认书的,行政机关可以采用传真、电子邮件等方式,将行政处罚决定书等送达当事人。

5. 执行与结案　行政处罚决定依法作出后,当事人应当在行政处罚决定书载明的期限内,予以履行。当事人确有经济困难,需要延期或者分期缴纳罚款的,经当事人申请和行政机关批准,可以暂缓或者分期缴纳。

当事人对行政处罚决定不服,申请行政复议或者提起行政诉讼的,行政处罚不停止执行。当事人对限制人身自由的行政处罚决定不服,申请行政复议或者提起行政诉讼的,可以向作出决定的机关提出暂缓执行申请。符合法律规定情形的,应当暂缓执行。

当事人在法定期限内不申请行政复议或不提起行政诉讼又不履行的,可以采取如下措施:①到期不缴纳罚款的,每日按罚款数额的百分之三加处罚款,加处罚款的数额不得超出罚款的数额;②根据法律规定,将查封、扣押的财物拍卖、依法处理或者将冻结的存款、汇款划拨抵缴罚款;③根据法律规定,采取其他行政强制执行方式;④申请人民法院强制执行。

中医药行政处罚决定履行或者执行后,承办人应当制作结案报告,并将有关案件材料进行整理装订,加盖案件承办人印章,归档保存。

(三)听证程序

听证是指行政机关在作出重大行政处罚决定之前,依当事人申请,举行听证会,充分听取当事人的陈述、申辩,并允许当事人及利害关系人与执法人员进行质证的程序。它不是与简易程序、一般程序相并列的第三种程序,只是一般程序中的一道环节。

1. 适用范围 听证程序适用于较大数额罚款;没收较大数额违法所得、没收较大价值非法财物;降低资质等级、吊销许可证件;责令停产停业、责令关闭、限制从业;其他较重的行政处罚;法律、法规、规章规定的其他情形。

行政机关应当告知当事人有要求听证的权利,当事人要求听证的,行政机关应当组织听证。

2. 听证程序的告知和举行 中医药监管主体对于适用听证程序的行政处罚案件,应当在作出处罚决定前,向处罚针对的当事人送达听证告知书,告知当事人有要求听证的权利。当事人要求听证的,应当在行政机关告知后五日内提出;行政机关应当在举行听证的七日前,通知当事人及有关人员听证的时间、地点;除涉及国家秘密、商业秘密或者个人隐私依法予以保密外,听证公开举行;听证由行政机关指定的非本案调查人员主持;当事人认为主持人与本案有直接利害关系的,有权申请回避;当事人可以亲自参加听证,也可以委托一至二人代理;当事人及其代理人无正当理由拒不出席听证或者未经许可中途退出听证的,视为放弃听证权利,行政机关终止听证;举行听证时,调查人员提出当事人违法的事实、证据和行政处罚建议,当事人进行申辩和质证。

听证应当制作笔录。笔录应当交当事人或者其代理人核对无误后签字或者盖章。当事人或者其代理人拒绝签字或者盖章的,由听证主持人在笔录中注明。听证结束后,行政机关应当根据听证笔录,作出决定。

第三节　中医药监督检查

中医药监督检查是中医药监督执法部门为实现监督管理职能,对监督的相对人遵守法律、法规和履行具体行政行为义务的情况进行了解的行为。

中医药主管部门作为中医药服务的主要监管部门,对中医药服务进行日常的监督检查是其重要的工作职责,县级以上人民政府中医药主管部门应当加强对中医药服务的监督检查。

一、中医药监督检查的工作重点

依据《中医药法》第 20 条的规定,县级以上人民政府中医药主管部门应当加强对中医药服务的监督检查,并将下列事项作为监督检查的重点。

（一）中医医疗机构、中医医师是否超出规定的范围开展医疗活动

检查开展中医药服务的医疗机构是否取得医疗机构执业许可证,包括中医医院、中西医结合医院、民族医医院、中医门诊部、中

西医结合门诊部、民族医门诊部、中医（综合）诊所、中西医结合诊所、民族医诊所以及综合医院中医科、乡镇卫生院中医科、社区卫生服务中心中医科等；检查医疗机构执业许可证是否核准登记中医科（中西医结合科、民族医学科）诊疗科目，是否按照核准登记的项目开展诊疗活动等。

（二）开展中医药服务是否符合国务院中医药主管部门制定的中医药服务基本要求

开展中医药服务，应当以中医药理论为指导，运用中医药技术方法，并符合国务院中医药主管部门制定的中医药服务基本要求。为了规范中医药服务行为，国家中医药管理局针对中医药服务制定了不少规定，如《乡镇卫生院中医药服务管理基本规范》《社区卫生服务中心中医药服务管理基本规范》《乡村医生中医药知识与技能基本要求》《医院中药饮片管理规范》等，中医药管理部门在进行监督检查时，应对照这些规定，对从事中医药服务的机构、人员进行检查，对不符合要求的要及时纠正。

（三）中医医疗广告发布行为是否符合本法的规定

对于中医医疗广告进行监督检查的内容主要包括以下两个方面：①医疗机构发布中医医疗广告，是否经所在地省、自治区、直辖市人民政府中医药主管部门审查批准；未经审查批准，不得发布。②发布的中医医疗广告是否与经审查批准的内容相符合，并符合《广告法》的有关规定。

二、中医药监督检查的方式

（一）调查

调查是中医药监管主体采用一定手段查明监督相对人的守法情况，是一种常见的监督检查方式。调查应当客观、全面、避免先入为主，调查结束要形成调查报告。

（二）检查

检查是中医药监管主体采用一定手段查明监督相对人的守法情况，一般在事前进行。检查作为中医药监督检查的方法之一，是发现问题、消除隐患、总结经验、表彰先进的一种有效手段。

（三）审查

审查是指中医药监管主体通过要求监督相对人报送文件、材料、资料而进行的检查。审查是书面形式的行政检查，是卫生领域比较常见的监督检查方式。

（四）统计

统计是中医药监管主体通过收集某些数据对监督相对人的守法情况进行检查。

（五）听取汇报，责令提供必要的资料、凭证

听取汇报，责令提供必要的资料、凭证都是中医药监督检查的辅助方式，常常配合前面的方式合并使用。

三、中医药监督检查程序

中医药监督检查在中医药服务监督活动中大量采用，因此中医药监督检查程序也称经常性中医药监督检查程序。但是，目前我国中医药监督检查立法还不完善，中医药监督检查的程序规定散见于相关法律、法规的程序法规范中，一般包括如下程序。

（一）监督前的准备

中医药监管人员进入现场监督检查前，应当做好以下准备工作：①熟悉被检查人的有关情况和现场检查的有关内容；②备好现场监督检查所需的检验、测试、采样及取证工具；③备好现场监督检查所需的文件。现场检查需进入洁净区域时，监督人员应穿戴洁净衣帽、口罩及一次性手套，并遵守被检查人的卫生、安全的有

关规定。

（二）进入现场并表明身份

进入现场是调查、检查等实地检查方式的第一个阶段，既是中医药监管主体的权利，也是其法律义务。

实施中医药监督检查时，监督主体必须表明自己是有权检查的主体，要口头说明并出示监督员证等身份证件。

（三）说明理由

由于中医药监督检查要产生相应的法律效力，而且可能会因此作出影响监督相对人权利义务的行政决定，所以中医药监督主体必须向监督相对人说明检查的原因和根据。

（四）现场检查

现场检查的主要内容包括：①听取被检查人根据监督检查内容所作的介绍；②查阅被检查人的有关制度、检验记录、技术资料、产品配方和必需的财务账目及其他书面文件；③采用卫生技术手段进行实地检查、勘验、采样和检测；④根据需要向有关人员了解情况。

现场检查过程中监督人员可以调查取证，监督检查中调查取证的程序如下：①现场检查并制作笔录：笔录如实记录超出诊疗科目诊治的患者信息、诊治疾病、收入情况等；对超出诊疗科目出具的医学文书等书面证据进行收集、复印，提取纸质或电脑中的相关收费记录，并由当事机构签字盖章；对机构内超出核准登记配备的设施设备、药品等进行摄影、摄像获得相关影像资料。②询问调查并制作笔录：询问相关负责人是否开展中医药服务执业活动，是否核准登记中医科（中西医结合科、民族医学科）诊疗科目，违法开展中医药服务执业活动的时间、项目、使用的设备、药品以及收入情况等。询问执业人员和患者，证实未核准登记中医科（中西医结合科、民族医学科）诊疗科目开展中医药服务执业活动的违法事实。

（五）告知

在监督检查过程中,监督人员必须告知监督相对人拥有的异议权、陈述权、申辩权、申请复议权、行政起诉权以及赔偿请求权等法定权利,保护监督相对人的合法权益。完成中医药监督检查后,监督主体应向监督相对人告知检查的结果。

第四节　中医药创新监管手段

一、规范化行政执法机制

健全行政执法公示、执法全过程记录、重大执法决定法制审核以及行政裁量权基准等制度,强化对行政权力的制约和监督,通过执法责任制和责任追究制,容错纠错和免责机制来规范行政权力的行使。

二、"双随机、一公开"抽查机制

完善抽查清单,健全检查人员名录库。对投诉举报多、安全隐患大、有失信行为和严重违法违规记录的开展中医药服务医疗卫生机构,增加抽查频次,加大查处力度,并依法向社会公开监管信息。

三、信用监管

将医疗卫生行业行政许可、行政处罚等信用信息纳入全国信用信息共享平台。其中涉及企业的行政许可、行政处罚、抽查检查结果等信息,通过国家企业信用信息公示系统统一归集于企业名下并依法公示;建立医疗卫生机构和医务人员不良执业行为记分制度,完善以执业准入注册、不良执业行为记录为基础的医疗卫生行业信用记录数据库;建立医疗卫生行业黑名单制度,加强对失信行为的记录、公示和预警;建立健全依法联合惩戒体系,实现"一处违法,处处受限"。

四、信息公开

完善相关部门和医疗卫生机构信息公开目录,明确信息公开主体、公开事项和时限要求。通过多种渠道,定期公开开展中医药服务的医疗卫生机构的执业资质、人员信息、服务项目、收费标准以及相关许可、检查、考核评估和行政处罚等信息。

五、风险预警和评估

建立医疗卫生风险分级管控机制,形成统一的医疗卫生服务质量、安全和费用风险监测评估网络。充分运用云计算、大数据、物联网等现代信息技术,整合抽查抽检、定点监测、违法失信、投诉举报等相关信息,加强风险评估和分析,提高发现问题和防范化解重大风险能力。

六、网格化管理

因地制宜将医疗卫生行业综合监管工作纳入城乡社区网格化服务管理,合理配置监管协管力量,做到"定格、定员、定责",建立健全信息管理、各方联动、协调处理、考核评价等制度。加强对医疗卫生机构的日常巡查、专项督查、专项整治、处罚后复查等,建立健全线上线下一体化的监管方式。

七、综合监管结果协同运用机制

建立健全综合监管结果与开展中医药服务的医疗卫生机构校验、等级评审、医保定点协议管理、重点专科设置、财政投入、评先评优等的挂钩机制,以及中医药服务从业人员医疗卫生服务监管结果与职称聘任、职务晋升、评先评优、绩效分配等的挂钩机制,推进综合监管结果统筹运用。

（赵敏 李敬）

第三章 中医药服务综合监管要点（上）

第一节 中医药依法执业综合监管要点

一、中医药依法执业综合监管概述

为了继承和弘扬中医药,保障和促进中医药事业发展,保护人民健康,国家大力发展中医药事业,实行中西医并重的方针,建立符合中医药特点的管理制度,充分发挥中医药在我国医药卫生事业中的作用。中医药监督是中医药事业发展重要组成部分,是促进中医药事业健康发展,营造安全就医环境的重要保证,监督执法工作是依法治国、依法行政的具体体现,是维护正常医疗服务秩序,保护群众身体健康安全的重要保障。

中医药依法执业综合监管是指依据相关法律法规,运用多种监管机制和手段,对中医药执业过程进行全行业、全要素、全流程和全方位的管理与监督,规范其医疗行为,维护公众健康权益的活动。

二、中医药依法执业综合监管依据与重点监管内容

近年来,国家相继出台《中医药法》《中医诊所备案管理暂行办法》《中医医术确有专长人员医师资格考核注册管理暂行办法》《中医养生保健服务规范(试行)》(征求意见稿)等法律法规,我省出台了《湖北省中医药条例》,构建了中医药综合监管法律法规体系,也成了中医药依法执业综合监管执法依据。

中医药依法执业综合监管的重点监管内容,主要包括对中医

医疗机构基本标准、机构执业资格、人员执业资格、中药药事管理等内容开展依法执业检查,督促各级各类医疗机构落实自我管理主体责任,建立健全机构自治、行业自律、政府监管、社会监督相结合的多元化综合监管体系等方面。

三、中医药依法执业综合监管检查要点及违法处理

(一)综合医院中医科室设置标准

1. 检查要点及方法

(1)中医科室设立:检查综合医院设立中医科室情况,中医科室应作为医院的一级临床科室。设立中医病床,床位数不低于医院标准床位数的 5%。具备一定规模的医院,可根据实际需要设立独立病区。

(2)中医门诊设立:检查综合医院设立中医门诊情况,三级医院门诊开设中医专业不少于 3 个,二级医院不少于 2 个。

(3)卫生技术人员配备:检查中医科室卫生技术人员配备情况,每床至少配备 0.4 名中医类别医师和 0.4 名护士。三级医院中医临床科室主任应当具有中医类别副主任医师以上专业技术职务任职资格,从事中医临床工作 10 年以上。二级医院中医临床科室主任应当具有中医类别主治医师以上专业技术职务任职资格,从事相关专业工作 6 年以上。主管中医病房的护士长应当系统接受过中医药知识技能岗位培训,能够指导护士开展辨证施护和运用中医护理技术。

(4)业务用房:检查业务用房情况,门诊诊室的面积应满足开展业务的需求,三级医院净使用面积不少于 90 平方米,二级医院净使用面积不少于 60 平方米。病房每床建筑面积不少于 40 平方米,或不低于医院临床科室平均每床建筑面积;每床净使用面积不少于 6 平方米,或不低于医院临床科室每床平均净使用面积。

（5）设施设备：检查设施设备配置情况，基本设备包括诊断床、听诊器、血压计、温度计、治疗推车、脉枕、针灸器具、火罐、电冰箱、计算机等。根据专科业务工作需要，配备相应的专科诊疗设备。

（6）规章制度建立并执行：检查规章制度建立执行情况，执行中医药行业标准规范，并制定各项规章制度，有国家制定或认可的医疗护理技术操作规程，并成册可用。

2. 常见违法行为　①中医科室、门诊设立不符合设置标准的；②中医科室、门诊的卫生技术人员配备、业务用房、设施设备不符合标准的；③中医科室、门诊未建立健全规章制度的。

中医科室、门诊设立不符合设置标准的，或配备的卫生技术人员、业务用房、设施设备不符合标准的，或未建立健全规章制度的，可依据以下法律法规进行处理：违反《医疗质量管理办法》第16条，按照《医疗质量管理办法》第44条的规定处理。

（二）医疗机构执业资格

1. 检查要点及方法

（1）检查应当取得医疗机构执业许可证方可开展中医药服务的医疗机构是否取得该许可证：包括中医医院、中西医结合医院、民族医医院、中医门诊部、中西医结合门诊部、民族医门诊部、中医（综合）诊所、中西医结合诊所、民族医诊所以及综合医院中医科、乡镇卫生院中医科、社区卫生服务中心中医科等。

（2）检查医疗机构执业许可证是否核准登记中医科（中西医结合科、民族医学科）诊疗科目，并按照核准登记的项目开展诊疗活动。

2. 常见违法行为

（1）擅自变更医疗机构名称。未按照《国家中医药管理局关于规范中医医院与临床科室名称的通知》（国中医药发〔2008〕12

号)要求,擅自变更医疗机构名称。

(2)未取得中医科诊疗科目,诊疗活动超出登记或者备案范围。

3. 问题处理

(1)中医医院、中医门诊擅自变更医疗机构名称、执业地址的:违反《医疗机构管理条例》第 19 条、《国家中医药管理局关于规范中医医院与临床科室名称的通知》,按照《湖北省医疗机构管理实施办法》第 42 条的规定处理。

(2)中医医院、中医门诊的诊疗活动超出登记或者备案范围的:违反《医疗机构管理条例》第 26 条规定,按照《医疗机构管理条例》第 46 条的规定处理。

(三)中医医师执业资格

1. 检查要点及方法 检查医师执业资格,中医医师是指经医师资格考试,取得中医类别医师资格证书,并进行执业注册,取得医师执业证书。中医类别包括中医、中西医结合和民族医。其中,民族医又包括蒙医、藏医、维医、傣医、朝医、壮医等。

2. 常见关键点

(1)关于中医医师在其他临床科室执业的有关问题:根据《医师法》第 14 条的规定,中医、中西医结合医师可以在医疗机构中的中医科、中西医结合科或者其他临床科室按照注册的执业类别、执业范围执业;经考试取得医师资格的中医医师按照国家有关规定,经培训和考核合格,在执业活动中可以采用与其专业相关的西医药技术方法。中医类别执业医师按规定注册后,可在综合医院、专科医院、妇幼保健院临床科室执业,并按照注册范围开展相应诊疗服务。已经取得中医类别医师资格证书并取得医学影像、麻醉、病理等专业从业资质(含专业技术任职资格证书或专业上岗证书)的人员,经所在执业机构确认,可以从事相应专业临床诊疗活动,其诊疗行为不属于超范围执业。中医类别执业医师取得执业资格并在医疗机构注册后依法取得处方权,根据临床需要出具中、西药处方。其中毒性药品、精神药品、麻醉药品和放射性药品的使用按照《处方管理办法》执行。因此,中医、中西医结合医师经培训和考核合格,在执业活动中可以采用与其专业相关的西医药技术方法,不应认定为超出注册执业类别和范围执业。

(2)关于临床类别执业医师从事中医药服务的有关问题:根据《医师法》第 14 条规定,西医医师按照国家有关规定,经培训和考核合格,在执业活动中可以采用与其专业相关的中医药技术方法。《中医药法》第 3 条规定,国家鼓励中医西医相互学习,相互补充,协调发展,发挥各自优势,促进中西医结合。《国务院关于扶持和促进中医药事业发展的若干意见》(国发〔2009〕22 号)等法律法规、规范性文件精神,明确要求积极发展社区卫生服务站、村卫生室的中医药服务,在其他医疗卫生机构中积极推广使用中医药适宜技术,基本实现每个社区卫生服务站、村卫生室都能够提供中医药服务。同时,鼓励西医师学习中医,培养一批中西医结合人才。开展面向基层医师的中医药基本知识与适宜技术培训。因此,参加过中医药知识培训和中医药适宜技术推广培训的临床类别执业医师,在临床工作中提供相应的中医药服务,不应认定为超出注册执业类别和范围执业。

(3)关于中医(专长)医师执业资格的有关问题:根据《中医医术确有专长人员医师资格考核注册管理暂行办法》,取得中医(专长)医师资格证书者,应当向其拟执业机构所在地县级以上地方中医药主管部门提出注册申请,经注册后取得中医(专长)医师执业证书,执业范围包括其能够使用的中医药技术方法和具体治疗疾病的范围,不得超范围执业。因此,中医(专长)医师只能从事执业范围内的中医药技术方法和具体治疗疾病的范围,不得超范围执业。

3. 问题处理

(1)中医医师未按照注册的执业地点、执业类别、执业范围执业的:违反《医师法》第 14 条,按照《医师法》第 57 条的规定处理。

(2)中医(专长)医师未按照注册的执业范围执业的:违反《中医药法》第 15 条,按照《中医药法》第 55 条、《中医医术确有专长人员医师资格考核注册管理暂行办法》第 38 条的规定处理。

(3)非医师行医的,按照《医师法》第 59 条的规定处理。

(四)中药药事

1. 检查要点及方法

(1)直接从事中药饮片技术工作的,是否是通过中药调剂员资格考试获得中药调剂员资质,或者通过中药学职称考试并获得中药学专业技术资格,或者通过国家执业中药师考试并获得执业中药师资格的中药技术人员。

(2)负责中药饮片验收的,在二级以上医院是否具有中级以上专业技术职称和饮片鉴别经验的人员,一级医院是否具有初级以上专业技术职称和饮片鉴别经验的人员。

(3)医院是否与中药饮片供应单位签订质量保证协议书。

(4)医院是否定期对供应单位供应的中药饮片质量进行评估,并根据评估结果及时调整供应单位和供应方案。

(5)是否验证生产经营企业的药品生产许可证或药品经营许可证、企业法人营业执照和销售人员的授权委托书、资格证明、身份证,并将复印件存档备查。购进国家实行批准文号管理的中药饮片,是否验证注册证书并将复印件存档备查。

(6)购进中药饮片时,验收人员是否对品名、产地、生产企业、产品批号、生产日期、合格标识、质量检验报告书、数量、验收结果及验收日期逐一登记并签字。

(7)购进国家实行批准文号管理的中药饮片,是否检查核对批准文号。发现假冒、劣质中药饮片,是否及时封存并报告当地药品监督管理部门。

(8)仓库是否有与使用量相适应的面积,具备通风、调温、调湿、防潮、防虫、防鼠等条件及设施。

(9)中药饮片出入库是否有完整记录。中药饮片出库前,是否严格进行检查核对,不合格的不得出库使用。

(10)是否定期进行中药饮片养护检查并记录检查结果。养护中发现质量问题,是否及时上报本单位领导处理并采取相应措施。

(11)调剂室是否有与调剂量相适应的面积,配备通风、调温、调湿、防潮、防虫、防鼠、除尘设施,工作场地、操作台面是否保持清洁卫生。

(12)计量器具是否按照质量技术监督部门的规定定期校验,不合格的不得使用。

(13)处方是否必须经复核后方可发出。二级以上医院是否由主管中药师以上专业技术人员负责调剂复核工作,复核率是否达到100%。

(14)医院是否定期对中药饮片调剂质量进行抽查并记录检查结果。中药饮片调剂每剂重量误差是否在±5%以内。

(15)调剂含有毒性中药饮片处方是否保存两年。

(16)罂粟壳是否单方发药,凭有麻醉药处方权的执业医师签名的淡红色处方方可调剂。处方是否保存三年备查。

2. 常见违法行为

(1)直接从事中药饮片技术工作的人员为不具备相关资质的非中药技术人员。

(2)中药调剂室不符合相关标准要求。

(3)不按规定调剂含有毒性中药饮片。

3. 问题处理

(1)直接从事中药饮片技术工作的人员不是中药学专业技术人员的:违反《医院中药饮片管理规范》第 8 条、《药品管理法》第 52 条,按照《医院中药饮片管理规范》第 38 条、第 39 条的规定处理。

(2)调剂中药处方不按照规定调剂精神药品或含有毒性中药饮片的,违反《处方管理办法》第 24 条、第 25 条、第 27 条,按照《处方管理办法》第 56 条的规定处理。

(五)中医药依法执业监督薄弱环节分析

1. 许可备案与事中事后监管信息互通不畅　随着各地中医备案诊所工作逐渐开展,备案中医诊所数据逐渐增多,但事前备案信息与事中事后监督的信息交换不畅,卫生健康综合执法人员难以及时掌握辖区内中医备案诊所的相关信息,事中事后监管存在掉挡脱节情况。由于信息互通不及时,部分生活美容机构、保健机构以及药店还通过租借医师执业证书、中医诊所备案证等方式开办中医诊所,售卖保健品,夸大宣传疗效诱导患者或消费者,扰乱了中医药服务市场秩序。

2. 备案诊所日常行政管理有待加强　随着备案诊所逐步铺开,对备案诊所的审批仅限于对提供的材料进行形式审查,虽然部分从业人员是确有专长人员、通过师承方式等途径取得从业资质,但未进行系统、全面的法律、法规和业务知识学习,导致在诊疗过程中违反相关法律、法规和技术操作规范的违法行为时有发生,属地行政部门对其日常监管有待进一步加强。

3. 中医监督执法力度有待进一步提高　现阶段我省中医执法能力与中医药事业发展不匹配,亟须从执法人员配备和能力提升方面持续加强。一是中医药专业知识不足。基层卫生健康综合执法人员接触中医药监督时间短、专业学习不够,加上违法行为难以界定,在规范诊疗行为方面存在取证困难的问题。二是人力资源缺乏。目前我省各级卫生健康综合执法机构设置中医监督科室的不多,全省监督员中专门从事中医药监督执法的更少。三是执法办案力度不够。2021年医疗执法办案中中医药类案件仅占7.24%,且使用《中医药法》等中医药法律法规的案例较少。

(钱辉　姚硕)

第二节　中医药服务无证行医监管要点

一、中医药服务无证行医概述

近年来,随着国家持续加大中医药政策支持和财政投入,中医药事业进入了一个稳步发展的新阶段,国人对中医药事业的接受认可度也显著提高,中医药行业迈入高速发展阶段,与此同时,一些短板和问题也暴露出来,部分养生保健机构以中医养生的名义开展针刺、瘢痕灸诊疗活动,有些中药房聘用中医师坐堂行医等无证行医的违法行为时有发生,严重扰乱了中医药服务市场秩序,损害了人民群众的健康权益。

中医药服务无证行医是指单位和个人未取得医疗机构执业许可证或中医诊所备案证开展中医诊疗活动或个人未取得中医类别医师执业资格非法行医。

（一）中医药服务无证行医的类型

1. 机构无证　机构未取得医疗机构执业许可证或中医诊所备案证。

2. 人员无证　人员未取得中医类别执业资格（中医类别医师资格证书或中医（专长）医师资格证书）。

（二）中医药服务无证行医情形

1. 未取得医疗机构执业许可证或中医诊所备案证而开展诊疗活动

（1）医师本人取得中医类别执业资格未经批准或备案开办诊疗场所行医。

（2）开展诊疗活动的单位或个人，以零售药店、按摩场所为名擅自聘用医师或非医师坐堂行医；以中医养生保健、医疗气功为名开展诊疗活动但不能提供医疗机构执业许可证或中医诊所备案证。

（3）开展诊疗活动的单位和个人，提供的医疗机构执业许可证或中医诊所备案证是通过买卖、转让、租借等非法手段获取的。

（4）开展诊疗活动的单位和个人，提供的医疗机构执业许可证或中医诊所备案证是伪造、变造的。

（5）医疗机构在登记的执业地点以外开展诊疗活动。

2. 非医师行医

（1）从事诊疗活动的人员未取得中医类别执业资格（中医类别医师资格证书或中医（专长）医师资格证书）。

（2）从事诊疗活动的人员，提供的中医类别执业资格（中医类别医师资格证书或中医（专长）医师资格证书）是通过买卖、转让、租借等非法手段获取的。

（3）从事诊疗活动的人员，提供的中医类别执业资格（中医类别医师资格证书或中医（专长）医师资格证书）是伪造、变造的。

（4）从事诊疗活动的人员，其中医类别医师执业证书被依法吊销的。

二、中医药服务无证行医综合监管依据与重点监管内容

对中医药服务无证行医进行监管，主要依据《基本医疗卫生与

健康促进法》《医师法》《中医药法》《医疗机构管理条例》《无证行医查处工作规范》等法律法规和技术规范。

中医药服务无证行医重点监管内容包括机构及人员是否有证、是否开展诊疗活动等。

三、中医药服务无证行医综合监管检查要点

(一)现场检查

1. 查实该行医点是否取得医疗机构执业许可证或中医诊所备案证 制作现场笔录,对该行医点进行描述:是否能够出示医疗机构执业许可证或中医诊所备案证,甄别真伪及其有效性(注意:执业地点明确到区、路、门牌号、几栋、几号房),结合现场录音、录像、拍照。

2. 查实该行医点是否开展诊疗活动 现场固定医疗检查、诊断、注射、手术等即时诊疗行为;收集医疗文书、医疗器械、医疗废物等,制作现场笔录,并用录音、录像、拍照等方式进行佐证,及时制作询问笔录。现场索取并查验无证行医人的身份证明,留存复印件,拒不提供者可通过房屋租赁部门或其他有关部门调取。

3. 核查该行医点的违法主体 核查机构组织(执照、机构代码证)、个人(身份证)等,提取复印件。

4. 核查无证行医行为 核查无证行医行为是否具有《最高人民法院关于审理非法行医刑事案件具体应用法律若干问题的解释》第 2 条和第 3 条规定应认定为《刑法》第 336 条第一款规定的"情节严重"和"严重损害就诊人身体健康"的情形。

(二)调查取证

1. 调查前准备 熟悉相关法律,了解涉嫌无证行医点的本底资料(包括机构、人员许可情况、处罚情况);涉及其他部门职能的,应当联合执法。

2. 现场检查 应按以下顺序进行检查。

（1）室外检查：机构名称、地址、户外标识、广告等。

（2）室内检查：开设科室、药械、医疗废弃物、处方、病历、报告单、登记本、收费单及台账、宣传册子、卫生技术人员、就诊患者（病历、处方、单据等）。

（3）收集证据：现场及时收集书证物证（医疗文书、收费单据、医疗设备器械、药物、证照等）、视听材料（拍照、录像等），在证据可能灭失或者以后难以取得的情况下，可以采取证据先行登记保存或直接提取物证。

（4）核对证照：机构许可证或备案证、人员执业证明文件、机构人员的身份证明文件等。

3. 制作现场笔录 针对疑点对相关人员进行询问，制作询问笔录，与现场录像、拍照等相佐证。

（三）注意事项

1. 证据收集要充分 除了当事人询问笔录、检查笔录，还要收集违法所得、患者询问笔录等证据，留存现场照片、执法记录仪影像等证据资料，固定证据。

需要调取电脑、电子产品及互联网相关证据等电子数据的，可以转化为书面材料，并注明来源、时间和材料说明（当事人签字确认）；现场不能转化为书面材料的，可以对证据载体采取证据先行登记保存措施。

2. 调查取证要规范 医疗器械、药品采取证据先行登记保存，不得用证据先行登记保存处理决定书代替行政处罚决定。

需要登记保存的药品、器械等物品不宜当场清点的，监督人员可以使用封条先行封装，予以指定地点保存，并告知当事人限期到场拆封清点。当事人在规定的期限内不到场，作出证据先行登记保存决定的机关可以自行清点，不影响作出行政处罚决定。自行清点的,应当由两名以上监督人员实施,填写物品清单,并签名。

对先行登记保存的物品,作出证据先行登记保存决定的机关应当在采取先行登记保存措施之日起 7 日内作出处理决定,制作证据先行登记保存处理决定书,并告知当事人。

3. 执法文书要必备 对无证行医场所进行现场检查时,应当制作现场笔录;对当事人或有关证人进行询问时,应当制作询问笔录。当事人或被询问人拒绝签名的,由两名以上监督人员在笔录上签名并注明情况,也可以邀请见证人见证签字。

公告送达应当说明公告送达的原因、处罚决定的内容、当事人依法享有的权利等,自发出公告之日起 30 日即视为送达。

4. 查处程序要合法 自受理之日起 7 日内予以立案,因特殊情况,需要现场立案的,应当在立案之日起 3 日内补办立案审批手续。

按照简易程序当场作出行政处罚决定的,监督人员应当在作出行政处罚决定之日起 7 日内报所属卫生行政部门备案。作出证据先行登记保存处理决定的机关应当在采取先行登记保存措施之日起 7 日内作出处理决定,制作证据先行登记保存处理决定书。立案之日起 3 个月内作出行政处罚决定(延期应当报请上级卫生行政机关批准)。

5. 无证场所要公告 对调查认定属实的无证行医行为,县级以上地方卫生行政部门应当依法责令其停止执业活动,并在无证行医场所张贴公告。

四、中医药服务无证行医违法行为处理

1. 未取得医疗机构执业许可证擅自开展中医诊疗活动的
违反《基本医疗卫生与健康促进法》第 38 条、《医疗机构管理条例》第 14 条、《中医药法》第 14 条,按照《医疗机构管理条例》第 43 条、

《基本医疗卫生与健康促进法》第 99 条的规定处理。

2. 未取得中医诊所备案证擅自开展中医诊疗活动的　违反《中医药法》第 14 条,按照《中医药法》第 56 条的规定处理。

3. 未取得中医类别执业资格(中医医师资格证书或中医医术确有专长人员医师资格证书)开展诊疗活动的　违反《中医药法》第 15 条、《医师法》第 14 条,按照《医师法》第 59 条的规定处理。

五、中医药服务无证行医的案件移送

在无证行医查处中,发现有下列涉嫌非法行医犯罪情形之一的,应当在依法查处的同时制作涉嫌犯罪案件移送书,按照规定及时将案件移送属地公安机关,并将涉嫌犯罪案件移送书抄送同级人民检察院。

(1)无证行医被卫生行政部门行政处罚两次以后,再次无证行医的。

(2)造成就诊人轻度残疾、器官组织损伤导致一般功能障碍,或者中度以上残疾、器官组织损伤导致严重功能障碍,或者死亡的。

(3)造成甲类传染病传播、流行或者有传播、流行危险的。

(4)使用假药、劣药或不符合国家规定标准的卫生材料、医疗器械,足以严重危害人体健康的。

(5)其他情节严重的情形。

对已经作出行政处罚涉嫌非法行医犯罪案件,县级以上地方卫生行政部门应当于作出行政处罚之日起 10 日内按照规定移送。

县级以上地方卫生行政部门发现非法行医罪犯在缓刑或假释考验期内再次无证行医的,应当在依法进行查处的同时通报其社区矫正地的司法机关。

六、中医药服务无证行医综合监管的完善

（一）增强部门协作

要切实做好打击无证行医信息通报和案件移送工作。要坚持完善部门联席会议制度，定期互通信息，分析打击无证行医工作形势，梳理、排摸无证行医线索，商讨阶段性联合整治的方法和措施。要善于组织开展联合执法，增强工作合力，提升执法威慑力，特别是要认真落实行刑衔接规定，发现涉嫌无证行医案件，及时向公安机关、检察机关移送。

（二）加强基层治理

要充分发挥基层网格化管理优势，落实街镇、村居属地管理责任，建立健全监督协管工作机制，完善排查信息推送机制，强化排查结果反馈管理，对高风险无证行医人员实施高频次追踪排摸。加强对基层排查人员的业务培训，提高无证行医线索发现能力。

（三）紧盯重点难点

对无证行医风险点位开展联合整治，加强对无证行医相关药械的检测、溯源，加强实有人口信息登记管理，及时更新相关人员信息。加强房屋租赁管理，明确承租人和同住人不得利用承租房屋从事无证行医。加强违法违规医疗广告、互联网信息的监测和查处。

（四）推进群防群控

加强以12320为主的投诉举报平台建设，建立有奖举报制度，拓宽公众参与监督的渠道。建立无证行医查处公示制度，对查处的无证行医案件进行公示，同时要加大对非法行医的社会曝光度，及时将典型、重大案件的查处情况进行通报，震慑不法分子。建立无证行医"黑名单"制度，推进落实无证行医人员失信联合惩戒。

（冉雄飞）

第三节 中医养生保健综合监管要点

一、中医养生保健综合监管概述

中医养生保健服务,是指在治未病理念主导和中医药理论指导下,运用中医药技术方法,开展的保养身心、预防疾病、改善体质、增进健康的活动,包括非医疗机构和医疗机构提供的相关服务。中医养生保健服务内容主要包括中医健康状态辨识与评估、中医健康咨询指导、中医健康干预调理、中医健康教育等。中医养生保健机构,是指社会非医疗性中医养生保健机构。

近年来,随着人们对中医养生的关注和认可,极大地刺激和促进了中医养生保健行业的发展,各种养生机构相继推出中医养生保健服务项目。而中医养生保健乱象层出不穷,损害消费者权益的事件时有发生。为净化中医养生保健市场,保障群众身体健康和生命安全,维护消费者合法权益,卫生健康执法机构多次开展专项整治行动,加大对中医养生保健综合监管力度。国家也相继出台中医药管理的系列法律法规,加强负面清单管理,发挥社会力量监督作用,推进第三方认证管理,逐步建立机构自治、行业自律、行政监管、社会监督的综合监管体系。

二、中医养生保健综合监管依据与重点监管内容

对备案中医诊所进行监管,主要依据《中医药法》、《湖北省中医药条例》、《中医诊所备案管理暂行办法》、《中医医术确有专长人员医师资格考核注册管理暂行办法》、《中医养生保健服务规范(试行)》(征求意见稿)、《既是食品又是药品的物品名单》、《可用于保健食品的物品名单》、《保健食品禁用物品名单》等法律法规和技术规范。

中医养生保健重点监管内容包括中医养生保健机构服务内容、对外宣传、超范围销售等。

三、中医养生保健综合监管检查要点及违法处理

（一）中医养生保健机构服务内容

中医养生保健服务内容主要包括中医健康状态辨识与评估、中医健康咨询指导、中医健康干预调理、中医健康教育等。中医健康状态辨识与评估是指在中医理论指导下，通过中医健康检查项目对服务对象的健康状态进行辨识评估。中医健康状态辨识与评估类服务应当由具备中医医师资格人员开展，或者在具备中医医师资格人员的指导下开展。中医健康咨询指导是指为服务对象提供健康咨询服务，制订个性化健康调养方案，指导服务对象进行健康干预等。中医健康干预调理是指根据服务对象的调养方案，为服务对象提供独具中医特色的健康干预调理服务。对服务对象进行健康干预调理时可以使用按摩、刮痧、拔罐、艾灸、砭术、熏洗等中医药技术方法及以中医理论为指导的其他养生保健技术方法。中医健康教育包括向服务对象介绍中医养生保健的基本理念和常用方法，宣传常见疾病的中医养生保健知识，开展太极拳、八段锦等中医传统运动示范指导等。

1. 检查要点及方法　中医养生保健机构及其人员是否从事以下活动：①从事医疗活动；②使用针刺、瘢痕灸、发泡灸、牵引、扳法、中医微创类技术、中药灌洗肠以及其他具有创伤性、侵入性或者危险性的技术方法；③开具药品处方；④宣传治疗作用；⑤给服务对象口服不符合《既是食品又是药品的物品名单》《可用于保健食品的物品名单》规定的中药饮片或者《保健食品禁用物品名单》规定禁用的中药饮片；⑥开展医疗气功活动；⑦从事药品、医疗器械销售等活动；⑧以中医药预防、保健、养生、健康咨询等为名或者

假借中医药理论和术语开展虚假宣传,欺诈消费者,牟取不正当利益。

2. 常见违法行为

(1)非法行医:如从事医疗活动;使用针刺、瘢痕灸、发泡灸、牵引、扳法、中医微创类技术、中药灌洗肠以及其他具有创伤性、侵入性或者危险性的技术方法;开具药品处方;开展医疗气功活动;给服务对象口服不符合《既是食品又是药品的物品名单》《可用于保健食品的物品名单》规定的中药饮片或者《保健食品禁用物品名单》规定禁用的中药饮片。

(2)虚假宣传:如宣传治疗作用;以中医药预防、保健、养生、健康咨询等为名或者假借中医药理论和术语开展虚假宣传,欺诈消费者,牟取不正当利益。

(3)超范围营业:从事药品、医疗器械销售等活动。

3. 问题处理

(1)中医养生保健机构擅自从事医疗行为的:违反《医疗机构管理条例》第23条,按照《医疗机构管理条例》第43条、《基本医疗卫生与健康促进法》第99条、《医疗机构管理条例实施细则》第77条的规定处理。

(2)医师到中医养生保健机构从事医疗活动的:违反《医师法》第14条、第18条,按照《医师法》第57条的规定处理。

(3)中医养生保健机构在其机构名称、经营项目及相关宣传活动中使用"中医医疗""中医治疗"等字样的:违反《医疗机构管理条例》第23条、《湖北省中医药条例》第15条,按照《医疗机构管理条例》第43条、《基本医疗卫生与健康促进法》第99条的规定处理。

(4)涉嫌虚假宣传的移交市场监督部门处理。

(5)涉嫌超范围营业从事药品、医疗器械销售等活动的移交药监部门处理。

（二）中医养生保健机构服务人员

1. 检查要点及方法

（1）中医养生保健机构服务人员是否具有中医养生保健类相关专业背景。

（2）中医养生保健机构服务人员是否取得保健调理师等中医养生保健类职业资格。

（3）中医养生保健机构服务人员是否接受过较为系统的中医养生保健专业培训。

（4）中医养生保健机构服务人员是否遵守卫生健康和中医药相关法律法规，遵守职业道德。

（5）中医养生保健机构服务人员是否为患有传染性疾病、精神疾病等不适宜从事中医养生保健服务工作的人员。

2. 常见违法行为　患有传染性疾病、精神疾病等不适宜从事中医养生保健服务工作的人员提供中医养生保健服务。

3. 问题处理

（1）中医养生保健机构服务人员患有传染性疾病的：违反《传染病防治法》第16条，按照《公共场所卫生管理条例》第14条的规定处理，并责令改正。

（2）中医养生保健机构服务人员患有精神疾病的：违反《精神卫生法》第58条，按照《精神卫生法》第80条、《公共场所卫生管理条例》第14条的规定处理，并责令改正。

（三）中医养生保健机构服务场所综合监管检查

1. 检查要点及方法

（1）中医养生保健机构服务场所是否室内清洁，空气流通，符合环保、消防的相关规定。（服务环境参照《公共场所卫生管理条例》《室内空气质量标准》《声环境质量标准》等有关规定执行。）

（2）中医养生保健机构服务场所面积是否满足服务项目、设备与功能需要,并按照功能与用途,对区域进行合理划分。咨询指导类和操作类服务区域是否独立设置,操作类服务区域能否有效保护服务对象的隐私。

(3)中医养生保健机构服务场所是否配备与所提供的服务项目相适应的设备设施(包括中医健康状态辨识与评估设备、中医健康干预设备及器具、健康管理设备等)。

(4)开展中医养生保健操作类服务的,是否配备满足服务项目所需要的消毒设备设施,或者委托有资质的消毒供应机构提供相关服务(中医养生保健服务用品用具参照《医疗机构消毒技术规范》等规定执行)。

(5)营业执照等经营凭证、服务项目收费标准、中医养生保健机构服务人员的相关资格证明、监管部门投诉电话等是否置于服务场所的醒目位置。

2. 常见违法行为

(1)服务场所环境达不到《公共场所卫生管理条例》要求。

(2)面积、区域划分不合理。

(3)设备设施配备与服务项目不适应。

(4)消毒设备设施配备满足不了操作类服务要求。

(5)营业执照等经营凭证、服务项目收费标准、中医养生保健机构服务人员的相关资格证明等未放置于醒目位置。

3. 问题处理

(1)中医养生保健机构服务场所的环境、空气、采光、噪声等不符合卫生标准的:违反《公共场所卫生管理条例》第3条,按照《公共场所卫生管理条例》第14条的规定处理。

(2)中医养生保健机构服务场所造成严重危害公民健康的事故或中毒事故的:违反《公共场所卫生管理条例》第9条,按照《公共场所卫生管理条例》第15条的规定处理。

(雷鸣)

第四节　备案中医诊所综合监管要点

一、备案中医诊所综合监管概述

2017 年 12 月 1 日,国家卫生和计划生育委员会发布的《中医诊所备案管理暂行办法》正式施行,中医诊所由审批改为备案。随着开办中医诊所的门槛进一步降低,大量备案中医诊所应运而生,为了保证"放而不乱",必须正确理解备案管理。备案管理不是放松监管,而是从注重事前审批转变为事中事后全过程监管。

备案中医诊所综合监管,是指依据相关法律法规,运用多种监管机制和手段,对备案中医诊所进行全行业、全要素、全流程和全方位的管理与监督,规范其医疗行为,维护公众健康权益的活动。

二、备案中医诊所综合监管依据与重点监管内容

备案中医诊所的综合监管,主要依据《中医药法》、《中医诊所备案管理暂行办法》、《中医医术确有专长人员医师资格考核注册管理暂行办法》(以下简称《中医专长人员管理暂行办法》)、《传染病防治法》、《消毒管理办法》、《中医针刺类技术相关性感染预防与控制指南(试行)》(以下简称《感控指南》)等法律法规和技术规范。

备案中医诊所重点监管内容包括医疗广告及对外宣传、中医诊所和人员的依法执业、中医技术监督、中药药事监督等。

三、备案中医诊所综合监管检查要点及违法处理

(一)医疗广告及对外宣传

1. 检查要点及方法　对发布中医医疗广告的诊所,查看取得的医疗广告审查证明,并核对批准的内容与医疗广告内容是否相

符,并符合《广告法》《反不正当竞争法》的有关规定。

2. 常见违法行为

(1)发布中医医疗广告,未取得中医药主管部门审查批准或者实际发布内容与审查内容不相符。

(2)对外进行虚假或者引人误解的商业宣传,欺骗、误导消费者。

3. 问题处理

(1)发布中医医疗广告未取得中医药主管部门审查批准或者内容与经审查批准的内容不相符的:违反《中医药法》第19条,依据《中医药法》第57条第一款的规定处理。

(2)涉嫌违反《广告法》《反不正当竞争法》的:应立即移交给市场监督管理部门。

(二)中医诊所和人员的依法执业

1. 检查要点及方法

(1)检查开展执业活动的中医诊所是否取得中医诊所备案证。

(2)查看是否按照备案登记的名称、场所、主要负责人、诊疗科目、技术、地址等开展执业。

(3)查看医师人数、医师执业资质类别等实际情况,是否与备案提交材料相一致,备案材料是否真实。

(4)询问相关执业人员是否存在出卖、转让或出借中医诊所备案证行为。

(5)查看中医诊所是否按照登记备案的诊疗范围开展执业,检查诊疗活动开展情况,查看门诊日志、医学文书、配备的中医诊疗设施设备、药品等。

(6)查看医师的中医(专长)医师资格证书,是否按考核内容进行执业注册,经注册后取得中医(专长)医师执业证书的,是否在注册的执业范围内从事中医医疗活动。在外省取得中医(专长)医师资格证书的中医(专长)医师,是否经本省中医药主管部门同意并进行执业注册。

2. 常见违法行为

(1)诊所资质方面:①中医诊所开展执业活动,未取得中医诊所备案证或备案时提供虚假材料。②中医诊所实际设置与中医诊所备案证登记事项不一致;备案事项发生变动,未到原备案机关对变动事项进行备案。

(2)执业行为方面:①将中医诊所备案证出卖、转让、出借给其他机构开展执业活动。②中医诊所执业活动超出登记备案范围,如开展输液等活动。③中医诊所使用未取得中医类别医师执业证书或中医(专长)医师执业证书的人员从事中医诊疗活动。

(3)中医药医疗技术人员方面:①医师开展的执业活动超出注册的执业范围。②开展中医药服务的中医医师未取得中医类别医师执业证书或中医(专长)医师执业证书。

3. 问题处理

(1)诊所资质方面:①中医诊所开展执业活动,未取得中医诊所备案证或备案时提供虚假材料的:违反《中医药法》第14条第二款、《中医诊所备案管理暂行办法》第4条、第7条,依据《中医药法》第56条第一款、《中医诊所备案管理暂行办法》第20条、21条的规定处理。②中医诊所实际设置与中医诊所备案证登记事项不一致;备案事项发生变动,未到原备案机关对变动事项进行备案的:违反《中医诊所备案管理暂行办法》第10条,依据《中医诊所备案管理暂行办法》第22条的规定处理。

(2)执业行为方面:①中医诊所出卖、转让、出借中医诊所备案证的:违反《中医诊所备案管理暂行办法》第11条,依据《中医诊所备案管理暂行办法》第23条的规定处理。②中医诊所的诊疗活动超出备案范围的:违反《中医药法》第14条第二款、《中医诊所备案管理暂行办法》第 12 条第一款,依据《中医药法》第 54 条第一款、《中医诊所备案管理暂行办法》第 24 条的规定处理。③中医诊所使用未取得中医类别医师执业证书或中医(专长)医师执业证书的人员从事中医诊疗活动的:违反《医疗机构管理条例》第 27 条,依据《医疗机构管理条例》第 47 条的规定处理。

（3）中医药医疗技术人员方面:①医师开展的执业活动超出注册的执业范围的:违反《中医药法》第 15 条第二款、《中医专长人员管理暂行办法》第 26 条、第 28 条,依据《中医药法》第 55 条、《中医专长人员管理暂行办法》第 37 条的规定处理。②开展中医药服务的中医医师未取得中医类别医师执业证书或中医(专长)医师执业证书的:违反《中医药法》第 15 条第一款、《医师法》第 13 条第四款,依据《中医药法》第 60 条第一款、《医师法》第 59 条的规定处理。

（三）中医技术监督

以中医针刺类技术为例介绍中医技术的监督管理。检查针刺类技术,主要是从管理要求、诊疗环境要求、消毒管理等方面进行监督检查。

1. 检查要点及方法

（1）管理要求:查看规章制度建立和落实情况;询问中医诊所是否定期开展培训,查看培训记录、培训内容、照片、培训课件。

（2）环境布局和空气消毒:查看布局是否合理,诊室通风、采光条件,询问空气消毒方式,检查消毒是否符合标准,查看空气消毒记录。

（3）物体表面清洁与消毒:检查物体表面清洁与消毒情况,查看是否按照操作规范进行消毒。微创类技术、针刺类、灌肠类技术物体表面每日清洁 2 次以上。发生污染时,是否先清洁后消毒。

（4）织物的清洗与消毒:检查直接接触患者的织物是否每人

次更换,查看织物清洗消毒记录、织物上是否有污染。

(5)洗手设施及手卫生:检查诊室是否配备规范的洗手设施(洗手流程图、洗手液、干手纸、垃圾桶);治疗车是否配备快速手消毒剂;检查医务人员洗手与手消毒是否符合要求。

(6)操作行为:操作前按要求进行手卫生,皮肤消毒用浸有碘附消毒液(75%酒精)的无菌棉球(签)擦拭2遍,针刺前、取针时皮肤消毒做到一穴一换无菌棉球(签)。

(7)器具的使用及处理:检查重复使用的针具是否按要求进行灭菌;一次性针具是否一人一用一废弃,是否使用专用容器盛装针灸针等医疗废物。

2.常见违法行为

(1)未建立或者未落实中医诊所感染管理的规章制度、工作规范。

(2)未对医务人员开展针刺类医疗技术相关性感染的知识及技能培训。

(3)未按要求进行消毒灭菌:未按照规范要求进行空气、物体表面、织物清洁消毒,直接接触患者的织物未每人次更换,间接接触患者的织物未定期清洗消毒;未配备齐全洗手设施和物品,医务人员手卫生流程不符合规范,操作前未按要求进行手卫生,未按要求进行皮肤消毒,针刺前、取针时皮肤消毒没有做到一穴一换无菌棉球(签)。

(4)重复使用一次性针具,未做到一人一用一废弃。

(5)未使用专用容器分类盛装医疗废物。

3.问题处理

(1)未建立或者未落实中医诊所感染管理的规章制度、工作规范的:违反《消毒管理办法》第4条、《感控指南》,依据《消毒管理办法》第41条的规定处理。

(2)未对医务人员开展针刺类医疗技术相关性感染的知识及

技能培训的:违反《消毒管理办法》第 5 条、《感控指南》,依据《消毒管理办法》第 41 条的规定处理。

(3)未按要求进行消毒灭菌的:违反《消毒管理办法》第 6 条第一款、第 8 条、《感控指南》,依据《消毒管理办法》第 41 条的规定处理。

(4)重复使用一次性医疗器械的:违反《传染病防治法》第 51 条第二款、《医疗器械监督管理条例》第 49 条第二款、《消毒管理办法》第 6 条第二款、《感控指南》,依据《传染病防治法》第 69 条、《医疗器械监督管理条例》第 90 条和《消毒管理办法》第 41 条的规定处理。

(5)未使用专用容器分类盛装医疗废物的:违反《医疗废物管理条例》第 16 条,依据《医疗废物管理条例》第 46 条的规定处理。

(四)中药药事监督

检查中药饮片,主要是从人员要求、采购、验收、保管、调剂等方面进行监督检查。

1. 检查要点及方法

(1)检查直接从事中药饮片验收和调剂的人员资质,应至少有 1 名具备资质的中药技术人员。

(2)检查诊所采购中药饮片时索要的生产经营企业证件复印件、质量保证协议书、中药饮片质量评估报告和中药饮片验收记录。

(3)检查中药保管调剂场所是否配备通风、调温、调湿、防潮、防虫、防鼠、除尘设施,工作场地、操作台面是否保持清洁卫生。

(4)检查计量器校验、调剂情况,毒性中药饮片处方保存情况。对存在配伍禁忌、超过规定剂量等的处方,是否由处方医师确认("双签字")或重新开具处方后再进行调剂。

2. 常见违法行为

（1）直接从事中药饮片技术工作的人员：不是中药学专业技术人员。

（2）负责中药饮片验收的人员：不具有专业技术职务任职资格和中药饮片鉴别经验。

（3）采购、验收中药饮片：未验证生产经营企业的资质；未签订质量保证协议书；未定期对中药饮片进行质量评估；未按规定对中药饮片进行验收。

（4）中药饮片调剂：①未定期进行调剂质量抽检；调剂计量器具，未定期进行校验，每剂质量误差过大。②调剂不符合要求：对于不规范处方、用药不适宜处方及超常处方等未经处方医师重新审定。

3. 问题处理　　违反《医院中药饮片管理规范》第 8 条、第 9 条、第 15 条、第 16 条、第 17 条、第 21 条、第 31 条、第 32 条、第 33 条的：根据《医疗机构药事管理规定》第 44 条的规定，并依据《医院中药饮片管理规范》第 38 条、第 39 条的规定处理。

（五）检查笔录及证据收集

卫生监督员根据现场检查情况制作现场检查笔录，对负责人及相关人员进行询问调查、制作询问笔录，收集相关证据，对相关证据进行先行登记保存，执法记录仪全程开启记录检查，对检查存在的违法行为下达卫生监督意见书，责令其限期改正违法行为。

（曾滔　向阳　童丽）

第五节　中医医疗技术临床应用综合监管要点

一、中医医疗技术临床应用综合监管概述

国家中医药管理局办公室和国家卫生健康委办公厅于 2022 年联合下发《关于规范医疗机构中医医疗技术命名　加强中医医疗技术临床应用管理的通知》要求,中医医疗技术命名应符合中医理论、科学规范、简短准确,体现中医学术特点,采用中医专业术语。不得采用夸大、自诩、不切实际的用语,不得采用误导患者的用语,不得采用庸俗或有封建迷信色彩的用语。医疗机构开展与《中医医疗技术手册(2013 普及版)》(以下简称《手册》)和《全国医疗服务价格项目规范(2012 版)》(以下简称《规范》)中操作方法、内涵相同的中医医疗技术,应使用《手册》和《规范》中的中医医疗技术名称,不得自行命名。按照上述通知规定,中医医疗技术就是《手册》和《规范》中涉及的医疗技术。

为进一步发挥中医特色优势,使简便实用的中医诊疗技术更大范围地服务于临床,在"十一五"期间,根据《国家中医药管理局关于实施中医临床适宜技术推广计划的通知》(国中医药函〔2006〕58 号)精神,国家中医药管理局组织专家从"中医临床诊疗技术整理与研究专项"通过鉴定的技术和各地推荐的已经在本地区推广使用的农村和社区中医临床适宜技术中,筛选出 100 项左右适宜农村、社区以及具备特定条件医疗机构推广使用的中医临床适宜技术,并先后分五批次通过通告的形式,向全国推广。

《中医药法》、国家中医药管理局办公室《关于印发 2022—2024 年创建周期全国基层中医药工作示范市(县)创建评审工作方案的通知》等相关规定,参加过中医药知识培训和中医药适宜技术推广培训的临床类别执业医师,在临床工作中提供相应的中医

药服务,不应认定为超出注册执业类别和范围执业。对医疗气功技术的监督管理,应按《医疗气功管理暂行规定》执行。

目前,中医医疗技术未建立按技术难易程度、操作风险等实施分类分级管理的统一标准,管理较混乱,存在一定的医疗质量安全隐患和风险。《医疗技术临床应用管理办法》规定,中医医疗机构的医疗技术临床应用管理由中医药主管部门负责。因此,中医医疗技术临床应用管理应按照该办法要求进行。

二、中医医疗技术临床应用综合监管依据与重点监管内容

对中医医疗技术临床应用进行监管,主要依据《中医药法》《基本医疗卫生与健康促进法》《医师法》《医疗纠纷预防和处理条例》《医疗质量管理办法》《医疗技术临床应用管理办法》《湖北省医疗技术临床应用管理办法实施细则》《医疗气功管理暂行规定》《中医医疗技术手册(2013普及版)》《护理人员中医技术使用手册》等。

中医医疗技术临床应用重点监管内容包括管理组织、管理制度、医务人员档案管理、培训工作等。

三、中医医疗技术临床应用综合监管检查要点及处理

(一)管理组织

1. 检查要点及方法

(1)查看是否有成立中医医疗技术临床应用管理专门组织或工作小组的文件资料。文件的内容应注明该组织的负责人由医疗机构主要负责人担任,且指定专门部门和专(兼)职人员具体负责日常管理工作。

(2)查询该组织的日常工作和职责落实情况,查看医院定期召开的医疗技术委员会会议资料及日常管理工作资料。

2. 常见违法行为

(1)未建立中医医疗技术临床应用管理的专门组织或工作小组,或管理组织不健全。

(2)无日常管理和职责落实工作资料,或资料不全。

3. 问题处理　未建立中医医疗技术临床应用管理的专门组织或工作小组、无日常管理和职责落实资料的违法行为,可依据以下法律法规进行处理。

(1)违反《医疗纠纷预防和处理条例》第 10 条,依据《医疗纠纷预防和处理条例》第 47 条第(九)项的规定处理。

(2)违反《医疗质量管理办法》第 10 条、第 11 条,依据《医疗质量管理办法》第 44 条第(一)项的规定处理。

(3)违反《医疗技术临床应用管理办法》第 15 条,依据《医疗技术临床应用管理办法》第 41 条第(一)项的规定处理。

(二)管理制度

1. 检查要点及方法

(1)查看是否建立中医医疗技术临床应用管理制度相关文件资料,应包括目录管理、医师授权、质量控制、档案管理、动态评估等制度的建立情况。

(2)查看制度落实情况的文件资料。

2. 常见违法行为

(1)未建立中医医疗技术临床应用管理制度(包括目录管理、医师授权、质量控制、档案管理、动态评估等制度)。

(2)制度不全或未及时修订(调整)。

(3)制度落实不到位。

3. 问题处理　未建立健全中医医疗技术临床应用管理制度,或制度执行落实不到位的违法行为,可依据以下法律法规进行处理。

（1）违反《基本医疗卫生与健康促进法》第 43 条，依据《基本医疗卫生与健康促进法》第 101 条的规定处理。

（2）违反《医疗纠纷预防和处理条例》第 10 条，依据《医疗纠纷预防和处理条例》第 47 条第（一）项的规定处理。

（3）违反《医疗质量管理办法》第 11 条，依据《医疗质量管理办法》第 44 条第（二）、（三）项的规定处理。

（4）违反《医疗技术临床应用管理办法》第 16 条、第 18 条，依据《医疗技术临床应用管理办法》第 41 条第（二）、（三）项的规定处理。

（三）机构和人员的资质

主要查看医疗机构开展的中医临床技术是否与登记的诊疗科目相符；查看医务人员（含医、护、技）资质。以医疗气功临床应用管理要求为例，介绍机构和人员资质的监督管理。

1. 检查要点及方法

（1）查看该机构是否是县级以上中医医院、中西医结合医院、民族医医院、康复医院、疗养院和综合医院的中医科。

（2）检查直接从事医疗气功活动的人员资质，需具备下列条件：具有中医执业医师或中医执业助理医师资格，取得医师执业证书；通过医疗气功知识与技能考试并取得医疗气功技能合格证书。

（3）从事医疗气功活动的人员是否按照相关操作技术规范开展执业。

2. 常见违法行为

（1）开展医疗气功活动的机构不是县级以上中医医院、中西医结合医院、民族医医院、康复医院、疗养院和综合医院的中医科。

（2）直接从事医疗气功活动的人员不是中医专业技术人员，未取得医疗气功技能合格证书。

（3）从事医疗气功活动的人员未按照相关操作技术规范开展

执业。

3. 问题处理

(1)非医疗机构开展医疗气功活动的,违反《医疗气功管理暂行规定》第 5 条,依据《医疗气功管理暂行规定》第 22 条的规定处理。

(2)医疗机构未经批准擅自开展医疗气功活动的,违反《医疗气功管理暂行规定》第 6 条、第 8 条,依据《医疗气功管理暂行规定》第 23 条的规定处理。

(3)非医师开展医疗气功活动的,违反《医疗气功管理暂行规定》第 9 条、第 15 条,依据《医疗气功管理暂行规定》第 22 条、第 24 条、第 26 条第(三)项的规定处理。

(4)从事医疗气功活动的人员不具备相应条件、医疗气功人员未按照其医师执业注册的执业地点开展医疗气功活动、医疗气功人员开展医疗气功活动未严格执行有关操作技术规范,违反《医疗气功管理暂行规定》第 9 条、第 16 条、第 18 条,依据《医疗气功管理暂行规定》第 25 条,第 26 条第(一)、(三)项,第 27 条的规定处理。

在中医医疗技术应用过程中参照上述处理原则,对医疗机构及其人员未取得相关资质、超范围开展诊疗活动及其他违规行为,按照《医疗机构管理条例》《医师法》相关规定处理。

(四)医务人员档案管理

1. 检查要点及方法　查看医务人员是否建立中医医疗技术临床应用管理档案,并纳入个人专业技术档案管理。档案应包括授权情况、医疗技术开展情况、医疗差错事故、培训及考核等材料。

2. 常见违法行为　医务人员未建立中医医疗技术临床应用管理档案以及管理档案资料不全。

3. 问题处理　未建立医务人员中医医疗技术临床应用管理

档案或档案资料不全的违法行为,可依据以下法律法规进行处理。

(1)违反《基本医疗卫生与健康促进法》第43条,依据《基本医疗卫生与健康促进法》第101条的规定处理。

(2)违反《医疗纠纷预防和处理条例》第10条,依据《医疗纠纷预防和处理条例》第47条第(一)项的规定处理。

(3)违反《医疗质量管理办法》第11条,依据《医疗质量管理办法》第44条第(二)、(三)项的规定处理。

(4)违反《医疗技术临床应用管理办法》第19条,依据《医疗技术临床应用管理办法》第41条第(二)、(三)项的规定处理。

(五)新技术、新项目的认证与评估

1. 检查要点及方法

(1)查看是否建立中医新技术、新项目准入管理制度。

(2)查看是否建立中医新技术、新项目管理档案。档案包括申报、认证、审核、质控、评估等全流程资料。

(3)查看是否有对存在严重质量安全问题或者不再符合有关技术管理要求的,立即停止该项技术的临床应用的文件资料。

2. 常见违法行为

(1)未建立新技术、新项目准入管理制度。

(2)制度未落实,未见新技术、新项目的申报、认证、审核、质控、评估等全流程资料,或资料不全。

3. 问题处理 未建立新技术、新项目准入管理制度或制度落实不到位的违法行为,可依据以下法律法规进行处理。

(1)违反《基本医疗卫生与健康促进法》第43条,依据《基本医疗卫生与健康促进法》第101条的规定处理。

(2)违反《医疗纠纷预防和处理条例》第11条,依据《医疗纠纷预防和处理条例》第46条的规定处理。

(3)违反《医疗质量管理办法》第11条第(四)项、第17条,依据《医疗质量管理办法》第 44 条第(二)、(三)项的规定处理。

（4）违反《医疗技术临床应用管理办法》第 15 条、第 21 条、第 22 条,依据《医疗技术临床应用管理办法》第 41 条第(二)、(三)项的规定处理。

(六)培训工作

1. 检查要点及方法

（1）询问是否定期开展培训。

（2）查看培训资料,包括培训计划、培训通知、签到表、培训记录、培训课件、简报、照片等。

2. 常见违法行为　未开展中医医疗技术临床应用规范化培训工作,或资料不全。

3. 问题处理　未开展中医医疗技术临床应用规范化培训工作的违法行为,可依据以下法律法规进行处理。

（1）违反《医疗纠纷预防和处理条例》第 9 条,依据《医疗纠纷预防和处理条例》第 47 条第(九)项的规定处理。

（2）违反《医疗质量管理办法》第 11 条第(五)项、第 31 条第二款,依据《医疗质量管理办法》第 44 条第(六)项的规定处理。

（许进彪　陈君　陈小蕙）

第六节　中医医疗广告综合监管要点

一、中医医疗广告综合监管概述

近年来,在国务院市场监督管理部门建立的整治虚假违法广告专项行动部际联席会议制度中,每年都要将整治虚假违法中医医疗广告、打击假借中医旗号活动列为重点。虚假违法中医医广告不仅损害了中医药的形象,扰乱了医疗秩序,更是损害了群众的利益。虚假违法中医医疗广告涉及多个环节,表现方式五花八门而且在多个平台出现,需要多部门联动、综合治理。为进一步规范中医医疗广告市场秩序,保障人民群众的身体健康和生命安全,必须加强对医疗机构发布中医医疗广告的管理。本节将从中医医疗广告监管的内涵及延伸、监督检查要点及方法、常见违法行为及适用法律法规、中医医疗广告监管存在的困难与思考等方面介绍中医医疗广告监管。

（一）医疗广告的概念

《医疗广告管理办法》就医疗广告的定义作出明确规定,医疗广告是指利用各种媒介或形式直接或间接介绍医疗机构或医疗服务的广告。

（二）中医医疗广告监管概念

中医医疗广告监管是政府行政机构依据法律授权,通过制定规章、设定许可、监督检查、行政处罚和行政裁决等行政处理行为,对中医医疗广告活动全程进行监督、检查、控制和指导的工作。理解这个概念应明确以下几个方面的内涵。

（1）国务院市场监督管理部门主管全国的广告监督管理工作,国务院有关部门在各自的职责范围内负责广告管理相关工作。县级以上地方市场监督管理部门主管本行政区域的广告监督管理工作,县级以上地方人民政府有关部门在各自的职责范围内负责广告管理相关工作。

（2）医疗机构发布中医医疗广告,应当经所在地省、自治区、直辖市人民政府中医药主管部门审查批准;未经审查批准,不得发布。发布的中医医疗广告内容应当与经审查批准的内容相符合,并符合《广告法》的有关规定。

（3）县级以上人民政府中医药主管部门应当加强对中医药服务的监督检查,并将中医医疗广告发布行为是否符合规定作为监督检查的重点。

（4）在现行法律法规中,利用互联网从事中医药广告活动的,还应通过网站、网页、互联网应用程序等互联网媒介,以文字、图片、音频、视频或者其他形式,直接或者间接地推销商品或者服务的商业广告。

二、中医医疗广告综合监管依据与重点监管内容

对中医医疗广告进行监管,主要依据《广告法》《中医药法》《医疗广告管理办法》《互联网广告管理办法》等法律法规和技术规范。

中医医疗广告重点监管内容包括医疗机构发布中医医疗广告的审查批准情况、中医医疗广告的内容等。

三、中医医疗广告综合监管检查要点及违法处理

（一）检查要点及方法

通过日常监督检查、部门移交、投诉举报等渠道取得线索,对发布中医医疗广告的医疗机构,查看其所在地省、自治区、直辖市人民政府中医药主管部门审查批准发布中医医疗广告的证明,并核对批准的内容与医疗广告内容是否符合。

进行调查取证:①现场检查并制作笔录:笔录如实记录医疗广告的内容;对刊登在报纸、杂志、网络媒体等媒介的医疗广告,进行收集、复印,并由当事机构签字盖章;对在电视、广播、互联网第三方平台等媒体上播出的医疗广告进行摄影、摄像获得相关影像资料。②询问调查并制作笔录:询问发布医疗广告机构负责人是否发布中医医疗广告,是否取得所在地省、自治区、直辖市人民政府中医药主管部门审查批准发布医疗广告审查证明,审查内容是什

么,发布的医疗广告的媒体和内容是否与审查内容相符。

（二）常见违法行为

（1）未取得医疗广告审查证明。

（2）篡改医疗广告审查证明内容,实际发布内容与审查内容不相符。

（3）发布媒体类别与医疗广告审查证明核准的媒体类别不一致。

（4）医疗广告审查证明过期。

（三）问题处理

（1）中医医疗广告的内容不符合法律规定的:违反《广告法》第11条、第16条,《医疗广告管理办法》第6条、第7条,按照《广告法》第58条的规定处理。

（2）发布虚假中医医疗广告的:违反《广告法》第28条,按照《广告法》第55条的规定处理。

（3）未经批准发布中医医疗广告的:违反《医疗广告管理办法》第3条、第8条、第14条、第15条、第17条,按照《医疗广告管理办法》第20条的规定处理。未取得医疗机构执业许可证发布医疗广告的,按非法行医处罚。

（4）医疗机构篡改医疗广告审查证明内容发布医疗广告的:违反《医疗广告管理办法》第17条,按照《医疗广告管理办法》第21条的规定处理。

四、中医医疗广告综合监管的完善

（一）加强医疗广告法律法规体系建设

法律法规是遏制虚假医疗广告的强有力手段,现行的《医疗广告管理办法》作为针对医疗虚假违法广告的专门法规,自2006年出台以来,至今多年未经修订,该法规在法律渊源上属于部门规章,立法层次不高。较低的立法层次,也就意味着较低的法律效力,其法律权威性也必然相对较低。该部法规已不能很好地适应目前的医疗广告出现的载体、形式变迁,对医疗虚假广告的处罚力度明显偏低。建议完善相应医疗广告法律法规,修改并完善《医疗广告管理办法》,以法律手段规范医疗广告的发布行为,补充罚款、没收违法所得等递进性罚种,增加处罚种类,提升违法成本,加大处罚力度,明确各行政监管部门相互衔接方式,消除部门规章与地方性法规的重叠与衔接空缺,避免行政诉讼风险,在法律设置上起到一定的震慑作用。

(二)建立信息共享机制,落实联合惩处工作模式

卫生行政部门与市场监督管理部门要畅通双向移送渠道,加强违法医疗广告线索和查处情况信息的共享,建立信息互通、资源共享机制。建立完善规范化、制度化标本兼治的综合治理模式,落实好医疗广告联席会议制度,定期开展联合执法行动,重点针对部分社会办医疗机构发布医疗广告情况进行督查,统一执法标准,提升联合执法效果,提高监管合力,让违法医疗广告发布主体"一处违法、处处受限",让虚假违法医疗广告无所遁形。

(三)创新监管机制和手段,加大互联网虚假医疗广告监管

现阶段,社会办医疗机构发展迅速,随着医疗广告的市场化、网络化、多媒体化发展,相比传统传播媒介和形式的广告,"互联网+广告"更获广告主的青睐,目前虚假中医医疗广告主要的阵地已从传统媒体转移到互联网。社交媒体传播速度快、难鉴别,加之各级综合监督执法机构监测手段单一落后,中医医疗广告日常监管未能实现常态化。依靠传统的人工监测显然已无法适应现阶段医疗广告发展趋势,导致广告监测的效率不高,从而使管理部门不能

及时发现和查处虚假广告。针对这一重点监管领域,各地各部门应发挥各自优势,探索创新医疗广告监测方式,利用计算机视频、音频和文字识别技术进行自动监测,实现对医疗广告的各渠道、全媒体监测,提高对短视频、微信、QQ 等新型互联网医疗广告载体的监测力度,拓宽监测范围,提高监测水平。

(四)加大宣传,正面引导,提高受众法律意识

目前发布的虚假违法中医医疗广告,有很大的诱惑力和欺骗性,一般群众很难识破。不法中医医疗广告发布机构利用群众"病急乱投医"的特点,大肆宣传诊疗效果和治愈率,特别是针对目前医疗保健需求较大、自我防范意识相对薄弱,又具有一定的经济能力的老年人群体,要指导他们甄别虚假中医药广告,切实提高安全防范意识。各地中医医疗广告监管部门要通过门户网站、媒体定期向社会公布有关医疗机构发布违法医疗广告的查处情况,充分利用新闻媒体,广泛宣传整治虚假违法医疗广告工作成果,曝光典型案例,拓宽投诉举报渠道,完善社会监督机制。同时,可参照建立虚假违法医疗广告"黑名单"制度,将情节较为典型的虚假违法医疗广告主、广告经营者、广告发布者列入黑名单,在发布广告类型、频率上作出相应限制。

(路伟丽)

第四章　中医药服务综合监管要点(下)

第一节　个体诊所综合监管要点

一、个体诊所综合监管概述

个体诊所是指医务人员单独开设的诊所。

近年来,随着人民群众健康保健需求的不断增加,小型医疗机构数量快速增长,为群众提供了便捷的医疗服务,在我国医疗体系中发挥了重要的作用。由于小型医疗机构准入门槛较低,部分机构在执业过程中存在不符合《医疗机构基本标准》、不按照医疗机构执业许可证登记诊疗科目开展诊疗活动等问题。因此,对小型医疗机构依法执业情况进行监督检查是规范其执业行为、及早消除医疗质量安全隐患、维护人民群众健康权益的重要保障。

个体诊所综合监管是指依据相关法律法规,运用多种监管机制和手段,对个体诊所进行全行业、全要素、全流程和全方位的管理与监督,规范其医疗行为,维护公众健康权益的活动。

目前我国个体诊所的主要类型包括:备案中医诊所、中医(综合)诊所和西医诊所。因第三章第四节介绍了备案中医诊所综合监管要点,所以本节主要介绍后两类诊所的监管要点。

二、个体诊所综合监管依据与重点监管内容

对个体诊所进行监管,主要依据《医疗机构管理条例》《医师法》《传染病防治法》《医疗技术临床应用管理办法》《医疗机构管理条例实施细则》《全国医疗服务价格项目规范》《医疗机构基本标

准》《抗菌药物临床应用管理办法》《医疗废物管理条例》《湖北省医疗机构管理实施办法》等法律法规和技术规范。

个体诊所综合监管的重点内容包括医疗机构设置、依法执业、传染病防控、医疗服务价格管理等。

三、个体诊所综合监管检查要点及违法处理

(一)医疗机构设置

检查个体诊所的设置是否符合基本标准。

1. 检查要点及方法

(1)查看诊所的面积、布局、人员、设备、规章制度等是否符合《医疗机构基本标准》。

(2)查看诊所的牌匾名称是否规范,印章、银行账户以及医疗文件中使用的名称是否与医疗机构执业许可证登记的信息一致。

2. 常见违法行为及处理

(1)诊所的面积、人员等设置不符合《医疗机构基本标准》,如诊所面积不足、医务人员配置不足、业务用房设置不规范的:违反《医疗机构管理条例》第 15 条,按照《医疗机构管理条例》第 8 条的规定,下达卫生监督意见书,责令其限期改正。

(2)诊所标识、招牌、医疗文书使用名称与医疗机构执业许可证登记的名称不一致的:违反《医疗机构管理条例》第 19 条,《医疗机构管理条例实施细则》第 51 条、第 54 条,按照《湖北省医疗机构管理实施办法》第 42 条的规定处理。

(二)依法执业

检查医疗机构及其医务人员是否按照法律法规要求开展执业活动。

1. 检查要点及方法

(1)是否按期校验,查看医疗机构执业许可证副本。

（2）是否超出医疗机构执业许可证登记的诊疗科目范围开展诊疗活动；查看处方、病历等。

（3）是否使用非卫生技术人员从事医疗卫生技术工作，是否使用专业技术人员从事本专业以外的诊疗活动，是否使用执业助理医师单独执业；查看现场及门诊处方、病历等医学文书医师签名，核对人员资质。

（4）诊所使用抗菌药物开展静脉输注活动是否经核准，使用抗菌药物是否规范；查看处方、病历等医学文书，了解抗菌药物使用情况，查看是否取得抗菌药物开展静脉输注核准批件。

（5）是否存在非医师行医。查看现场及门诊处方、病历等医学文书医师签名，核对人员资质。

（6）执业医师是否按照其医师执业证书登记的执业范围、执业类别、执业地点开展执业活动。查看现场及门诊处方、病历等医学文书医师签名，核对人员资质。

2. 常见违法行为及处理

（1）未按期校验的：违反《医疗机构管理条例》第 21 条，按照《医疗机构管理条例》第 44 条的规定处理。

（2）诊疗活动超出医疗机构执业许可证登记的诊疗科目范围：违反《医疗机构管理条例》第 26 条，按照《医疗机构管理条例》第 46 条的规定处理。

（3）医疗机构使用非卫生技术人员从事医疗卫生技术工作，使用专业技术人员从事本专业以外的诊疗活动，使用执业助理医师单独执业的：违反《医疗机构管理条例》第 27 条，按照《医疗机构管理条例》第 47 条、《医疗机构管理条例实施细则》第 81 条的规定处理。

（4）未经核准擅自开展抗菌药物静脉输注：按照《抗菌药物临床应用管理办法》第 54 条的规定处理。

（5）非医师行医的：违反《医师法》第 14 条，按照《医师法》第

59 条的规定处理。

（6）执业医师未按照医师执业证书登记的执业范围、执业类别、执业地点开展执业活动的：违反《医师法》第 14 条，按照《医师法》第 57 条的规定处理。

（三）传染病防控

检查医疗机构预检分诊设置、医疗废物管理及医疗器械消毒管理等情况是否符合法律法规要求。

1. 检查要点及方法

（1）查看是否设置预检分诊台、配置必要的防护用品，查看预检分诊登记单。

（2）医疗废物是否分类收集，是否使用专用容器。查看医疗废物处置三联单，了解处置情况。

（3）医疗器械消毒灭菌是否符合要求。现场查看消毒记录，抽查已消毒器械。

（4）现场查看是否重复使用一次性医疗器械。

2. 常见违法行为及处理

（1）预检分诊设置不规范，如诊所未按规定设置预检分诊台、基本物资配置不齐全，未严格执行预检分诊制度的：违反《传染病防治法》第 21 条，按照《传染病防治法》第 69 条的规定处理。

（2）医疗废物未使用专用容器、未分类收集、未按要求处置的：违反《医疗废物管理条例》第 3 条、第 16 条、第 17 条、第 18 条、第 19 条、第 20 条、第 21 条，按照《医疗废物管理条例》第 46 条的规定处理。

（3）医疗器械消毒灭菌不符合要求的：违反《消毒管理办法》第 6 条，按照《消毒管理办法》第 45 条的规定处理。

（4）重复使用一次性医疗器械的：违反《传染病防治法》第 51 条，按照《传染病防治法》第 69 条的规定处理。

(四)医疗服务价格管理

检查医疗机构是否严格执行相关医疗服务收费标准。

1. 检查要点及方法

(1)查看诊所医疗服务价格、药品价格等是否公示在醒目处。

(2)查看收费记录或单据,了解是否按照公示标准收费。

2. 常见违法行为及处理

(1)医疗机构未在明显位置公示医疗服务价格及药品价格的:违反《医疗机构管理条例》第 25 条、《湖北省医疗机构管理实施办法》第 32 条,按照《湖北省医疗机构管理实施办法》第 43 条的规定处理。

(2)医疗机构多收费、乱收费的:违反《医疗机构管理条例》第 36 条、《湖北省医疗机构管理实施办法》第 32 条,按照《湖北省医疗机构管理实施办法》第 42 条的规定处理。

(雷明生 江杰 张明)

第二节 医疗机构临床用血和血液安全综合监管要点

一、医疗机构临床用血和血液安全综合监管概述

临床用血和血液安全是医疗服务监督检查的重要内容之一,规范各级各类医疗机构临床用血全过程应用管理,是推进临床科学、合理用血,保障临床用血安全和医疗质量,维护用血者身体健康的需要。

医疗机构临床用血和血液安全综合监管是指依据相关法律法规,运用多种监管机制和手段,对医疗机构临床用血进行综合管理与监督,规范其医疗行为,维护公众健康权益的活动。

二、医疗机构临床用血和血液安全综合监管依据与重点监管内容

对医疗机构临床用血和血液安全进行监管，主要依据《献血法》《医疗纠纷预防和处理条例》《医疗机构临床用血管理办法》及相关技术规范、标准规定。

对医疗机构临床用血行为的监督检查，重点从临床用血组织管理、制度建设、用血计划、血液来源、血液验收入库、血液储存、用血申请、输血文书管理等方面进行。

三、医疗机构临床用血和血液安全综合监管检查要点及方法

（一）组织管理和制度建设

重点检查医疗机构临床用血组织管理、制度建设、考核管理等履行职责的情况。

1. 检查要点及方法

（1）查看二级以上医院和妇幼保健院是否有设立临床用血管理委员会的文件及履行职责资料；其他医疗机构是否有设立临床用血管理工作组的文件及履行职责资料。

（2）查看医疗机构是否根据有关规定和临床用血需求设置输血科或者血库。现场核查是否根据自身功能、任务、规模，配备与输血工作相适应的专业技术人员、设施、设备运行情况；不具备条件设置输血科或者血库的医疗机构，是否指定专（兼）职人员负责临床用血工作。

（3）查看医疗机构是否建立临床用血相关制度和考核体系，及执行落实情况、应急用血工作预案等相关资料；检查是否存在将用血量和经济收入作为输血科或者血库工作考核指标的行为。

2. 常见违法行为

(1)二级以上医院和妇幼保健院未设立临床用血管理委员会并履行相关职责;其他医疗机构未设立临床用血管理工作组。

(2)医疗机构未根据有关规定和临床用血需求设置输血科或血库;未根据自身功能、任务、规模,配备与输血工作相适应的专业技术人员、设施、设备;不具备条件设置输血科或者血库的医疗机构未安排专(兼)职人员负责临床用血工作。

(3)医疗机构未建立临床用血相关制度。将临床用血情况纳入科室和医务人员工作考核体系;将用血量和经济收入作为输血科或者血库工作考核指标。

3. 问题处理

(1)未设立临床用血管理委员会或者工作组、未建立血液发放和输血核对制度;未建立临床用血申请管理制度;未建立医务人员临床用血和无偿献血知识培训制度;未建立科室和医师临床用血评价及公示制度;将经济收入作为对输血科或者血库工作考核指标的;违反《医疗机构临床用血管理办法》第8条、第14条、第20条、第24条、第30条,按照《医疗机构临床用血管理办法》第35条的规定处理。

(2)未按规定制定和实施医疗质量安全管理制度的;违反《医疗纠纷预防和处理条例》第10条,按照《医疗纠纷预防和处理条例》第47条的规定处理。

(二)用血计划和血液来源

重点检查医疗机构临床用血计划制订和落实情况及血液来源的途径。

1. 检查要点及方法

(1)查阅医疗机构制订临床用血计划和对用血计划实施评估考核的资料。

（2）查看血液出入库记录、血站出库单。核对所使用血液的血站名称、献血编号或者条形码、血型、血液品种、采血日期及时间或者制备日期及时间等内容，确认血液的来源。

（3）查阅血液出入库登记相关资料，了解是否有医疗机构之间调剂血液的情况。如有，核查经卫生行政部门核准的文件等资料。

（4）询问问题、抽查输血病历等资料，了解是否存在应急用血采血情况。如有，核实医疗机构应急用血采血是否符合规定。

2. 常见违法行为

（1）医疗机构未建立用血计划，未在一年内对计划实施情况进行评估和考核。

（2）医疗机构临床用血未使用卫生行政部门指定血站提供（除应急用血）的血液。

（3）医疗机构之间调剂血液未经省级卫生行政部门核准。

（4）医疗机构应急用血采血不符合规定。

3. 问题处理

（1）未拟定临床用血计划或者一年内未对计划实施情况进行评估和考核的：违反《医疗机构临床用血管理办法》第 14 条、第 30 条，按照《医疗机构临床用血管理办法》第 35 条的规定处理。

（2）医疗机构使用未经卫生行政部门指定的血站供应的血液的：违反《医疗机构临床用血管理办法》第 13 条，按照《医疗机构临床用血管理办法》第 36 条的规定处理。

（3）医疗机构违规进行应急用血采血的：违反《医疗机构临床用血管理办法》第 27 条，按照《医疗机构临床用血管理办法》第 37 条的规定处理。

（三）血液验收入库和血液储存

重点检查临床用血验收入库、储存环节的执行情况。

1. 检查要点及方法

（1）查看输血科（血库）对运输条件、物理外观、血袋封闭及包装、血袋标签进行验收的程序和登记资料；核实入库血液是否符合国家有关标准和要求。

（2）检查血液储存是否按不同品种、血型和采血日期分别有序存放于专用储藏设施内，是否有存放其他物品的情况；查看温控系统运行是否正常，所显示温度是否符合相应血液成分储存温度及血液储存温度记录是否符合要求。

2. 常见违法行为

（1）医疗机构未按照要求对运输条件、物理外观、血袋封闭及包装、血袋标签进行验收，将不符合国家有关标准和要求的血液入库。

（2）血液储存未按不同品种、血型和采血日期（或有效期）分别有序存放于专用储藏设施内；血液储存设施、储存温度及温度监控不符合要求。

3. 问题处理

（1）未按规定对血液进行验收、存储的，违反《医疗机构临床用血管理办法》第15条、第16条，按照《医疗机构临床用血管理办法》第35条的规定处理。

（2）临床用血的包装、储存、运输，不符合国家规定的卫生标准和要求的；违反《献血法》第12条，按照《献血法》第20条的规定处理。

（四）用血申请和输血文书管理

重点检查临床输血治疗知情同意、用血申请以及输血文书管理执行落实情况。

1. 检查要点及方法

（1）在医务科、输血科抽查输血申请单，检查临床用血申请单是否由具有中级以上专业技术职务任职资格的医师提出申请,是否根据备血量的不同执行三级审核制度。

（2）查阅输血病历中是否签署输血治疗知情同意书,相关内容是否填写完整、准确、真实;抽查输血病历,查看是否将患者输血适应证的评估、输血过程和输血后疗效评价客观真实、完整地记入病历;输血治疗知情同意书、输血记录单是否随病历保存。

2. 常见违法行为

（1）非急救用血的备血未由具有中级以上专业技术职务任职资格的医师提出申请,未根据备血量的不同执行三级审核制度。

（2）输血治疗前未向患者或者其近亲属说明输血目的、方式和风险,未签署临床输血治疗知情同意书;未将患者输血适应证的评估、输血过程和输血后疗效评价客观真实、完整地记入病历;输血治疗知情同意书、输血记录单未随病历保存。

3. 问题处理

（1）不按规定进行非急救用血备血的,违反《医疗机构临床用血管理办法》第20条,按照《医疗机构临床用血管理办法》第35条的规定处理。

（2）输血前未按规定向患者或者其近亲属进行输血告知的,违反《医疗机构临床用血管理办法》第21条,按照《医疗机构临床用血管理办法》第35条、《医师法》第55条的规定处理。

（陈聪　刘凯　沈伟）

第三节　医疗机构麻醉药品和精神药品综合监管要点

一、麻醉药品和精神药品综合监管概述

麻醉药品是指具有依赖性潜力的药品,连续使用容易产生身

体、精神依赖性,能成瘾癖的药品。精神药品是指直接作用于中枢神经系统,使之兴奋或抑制,连续使用能产生依赖性的药品。

麻醉药品和精神药品(以下简称"麻精药品")是我国依法依规实行特殊管理的药品。麻精药品具有明显的两重性,一方面有很强的镇痛镇静等作用,是临床诊疗必不可少的药品;另一方面不规范地连续使用易产生依赖性、成瘾性,若流入非法渠道则会造成严重社会危害甚至违法犯罪。为加强麻精药品的监督管理,促进规范使用,防止流入非法渠道卫生健康执法机构多次开展医疗机构麻醉药品和精神药品专项整治行动,加大对医疗机构合理使用麻醉药品和精神药品的监管力度。

二、麻精药品综合监管依据与监管内容

对医疗机构麻精药品进行监管,主要依据《药品管理法》《麻醉药品和精神药品管理条例》《处方管理办法》《湖北省医疗机构麻醉药品和第一类精神药品管理办法》《医疗机构麻醉药品、第一类精神药品管理规定》《麻醉药品、第一类精神药品购用印鉴卡管理规定》《医疗机构药事管理规定》等法律法规。

在日常监督执法中,主要从麻精药品采购验收管理,麻精药品的储存、专册登记管理,麻精药品人员资格管理,麻精药品处方管理,麻精药品的回收、销毁管理五个方面检查医疗机构的麻精药品管理情况。

三、医疗机构麻精药品综合监管检查要点及方法

(一)麻精药品采购验收管理

1. 检查要点及方法

(1)查看麻醉药品、第一类精神药品购用印鉴卡,是否与医疗机构执业许可证核准登记的信息一致;是否在有效期内。

（2）入库验收及登记：麻醉药品、第一类精神药品入库验收必须清点验收到最小包装，验收记录双人签字。入库验收应当采用专簿记录，内容包括日期、凭证号、品名、剂型、规格、单位、数量、批号、有效期、生产单位、供货单位、质量情况、验收结论、验收和保管人员签字。

2. 常见违法行为

（1）入库验收未采用专簿记录，或者记录内容不全。

（2）麻精药品入库未清点验收到最小包装。

3. 问题处理

（1）入库验收未采用专簿记录，或者记录内容不全的：违反《麻醉药品和精神药品管理条例》第48条、《医疗机构麻醉药品、第一类精神药品管理规定》第10条、《湖北省医疗机构麻醉药品和第一类精神药品管理办法》第23条第（三）项，依据《麻醉药品和精神药品管理条例》第72条第（一）项、《湖北省医疗机构麻醉药品和第一类精神药品管理办法》第45条第（一）项的规定处理。

（2）麻精药品入库未清点验收到最小包装的：违反《医疗机构麻醉药品、第一类精神药品管理规定》第10条、《湖北省医疗机构麻醉药品和第一类精神药品管理办法》第23条第（三）项，依据《麻醉药品和精神药品管理条例》第72条第（一）项、《湖北省医疗机构麻醉药品和第一类精神药品管理办法》第45条第（一）项的规定处理。

（二）麻精药品的储存、专册登记管理

1. 检查要点和方法

（1）查看医疗机构是否对麻精药品实行药库、药房、临床科室"三级管理"：①药库设施：应设专用库房或专区储存，并设特殊标识。库房应配备安全防盗门，专区须配备保险柜，非封闭库房窗户应安装防护栏，应配有监控报警设施，实行双人双锁管理。过期药品、损坏的药品、患者及家属无偿交回的药品等应单独设立区域并设置明显标识。②药房、临床科室设施：麻精药品保险柜应固定且无法移动，并配有防盗和监控报警设施，执行双人双锁管理。

（2）查看是否建立麻精药品专用账册：账册应包括日期、凭证号、领用部门、品名、剂型、规格、单位、数量、批号、有效期、生产单位、出入库量、结存，以及发药人、复核人和领用人签字，进出逐笔记录，做到账物相符。专用账册的保存期限应当自药品有效期期满之日起不少于 5 年。

2. 常见违法行为

（1）药房、临床科室麻精药品与其他药品、杂物混放。

（2）药库、药房、临床科室储存、使用麻精药品未落实双人双锁管理。

（3）药品出入库记录不规范、登记信息不全，未做到逐笔登记、账物一致。

3. 问题处理

（1）药房、临床科室麻精药品与其他药品、杂物混放的：违反《麻醉药品和精神药品管理条例》第 47 条，《医疗机构麻醉药品、第一类精神药品管理规定》第 12 条，《湖北省医疗机构麻醉药品和第一类精神药品管理办法》第 23 条第（四）项、第 24 条第（四）项、第 25 条第（四）项的规定，依据《麻醉药品和精神药品管理条例》第 72 条第（一）项、《湖北省医疗机构麻醉药品和第一类精神药品管理办法》第 45 条第（一）项的规定处理。

（2）药库、药房、临床科室储存、使用麻精药品未落实双人双锁管理的：违反《麻醉药品和精神药品管理条例》第 47 条，《湖北省医疗机构麻醉药品和第一类精神药品管理办法》第 23 条第（四）项、第 24 条第（四）项、第 25 条第（四）项的规定，依据《麻醉药品和精神药品管理条例》第 72 条第（一）项、《湖北省医疗机构麻醉药品和第一类精神药品管理办法》第 45 条第（一）项的规定处理。

（3）药品出入库记录不规范、登记信息不全，未做到逐日逐笔登记、账物一致的：违反《麻醉药品和精神药品管理条例》第48条，《医疗机构麻醉药品、第一类精神药品管理规定》第12条，《湖北省医疗机构麻醉药品和第一类精神药品管理办法》第23条第（五）项、第24条第（五）项的规定，依据《麻醉药品和精神药品管理条例》第72条第（一）项、《湖北省医疗机构麻醉药品和第一类精神药品管理办法》第45条的规定处理。

（三）麻精药品人员资格管理

1. 检查要点

（1）医疗机构授予本机构执业医师麻精药品处方资格和药师处方调剂资格的文件。

（2）取得麻精药品处方资格的执业医师不得为自己开具麻精药品处方。

2. 常见违法行为

（1）执业医师未取得麻精药品的处方资格开具麻精药品处方。

（2）药师未取得麻精药品调剂资格，对麻精药品处方进行调剂的。

3. 问题处理

（1）执业医师未取得麻精药品处方资格开具麻精药品处方的：违反《处方管理办法》第11条、《麻醉药品和精神药品管理条例》第38条第一款、《医疗机构麻醉药品、第一类精神药品管理规定》第17条、《湖北省医疗机构麻醉药品和第一类精神药品管理办法》第10条的规定，依据《医师法》第56条第（四）项、《处方管理办法》第54条第（二）项、第56条第（一）项、《麻醉药品和精神药品管理条例》第73条第二款的规定处理。

（2）药师未取得麻精药品调剂资格，对麻精药品处方进行调剂的:违反《处方管理办法》第 11 条、《湖北省医疗机构麻醉药品和第一类精神药品管理办法》第 10 条的规定,依据《处方管理办法》第 56 条第(三)项的规定处理。

(四)麻精药品处方管理

1. 检查要点

(1) 使用麻精药品专用处方,麻醉药品处方至少保存 3 年,精神药品处方至少保存 2 年。

(2) 医疗机构应当对麻醉药品、第一类精神药品处方进行专册登记,专用账册的保存应当在药品有效期满后不少于 2 年。内容包括:患者(代办人)姓名、性别、年龄、身份证号、病历号、疾病名称、药品名称、规格、数量、处方医师、处方编号、处方日期、发药人、复核人。

(3) 单张处方的最大用量应当符合规定。如第二类精神药品一般每张处方不得超过 7 日常用量,住院患者每张处方为 1 日常用量。

(4) 门(急)诊癌症疼痛患者和中、重度慢性疼痛患者需长期使用麻精药品的,首诊医师应当亲自诊查患者,建立相应的病历,要求其签署知情同意书。病历中应当留存下列材料复印件:①二级以上医院开具的诊断证明;②患者户籍簿、身份证或者其他相关有效身份证明文件;③患者(代办人)身份证明文件。

(5) 为门(急)诊患者开具的麻醉药品注射剂,每张处方为一次常用量;控缓释制剂,每张处方不得超过 7 日常用量;其他剂型,每张处方不得超过 3 日常用量。为门(急)诊癌症疼痛患者和中、重度慢性疼痛患者开具的麻醉药品、第一类精神药品注射剂,每张处方不得超过 3 日常用量;控缓释制剂,每张处方不得超过 15 日常用量;其他剂型,每张处方不得超过 7 日常用量。

(6) 第一类精神药品注射剂,每张处方为一次常用量;控缓释制剂,每张处方不得超过 7 日常用量;其他剂型,每张处方不得超过 3 日常用量。哌醋甲酯用于治疗儿童多动症时,每张处方不得超过 15 日常用量。

（7）需要特别加强管制的麻醉药品,盐酸二氢埃托啡处方为一次常用量,仅限于二级以上医院内使用;盐酸哌替啶处方为一次常用量,仅限于医疗机构内使用。麻精药品处方限量见表 1。

表 1 麻精药品处方限量

患 者 类 别	麻精药品类别		处方限量（每张处方）
门（急）诊患者	麻醉药品、第一类精神药品	注射剂	一次常用量
		控缓释制剂	不得超过 7 日常用量
		其他剂型	不得超过 3 日常用量
	第二类精神药品		不得超过 7 日常用量;对于慢性病或某些特殊情况的患者,处方用量可以适当延长,医师应当注明理由
门（急）诊癌症疼痛患者和中、重度慢性疼痛患者	麻醉药品、第一类精神药品	注射剂	不得超过 3 日常用量
		控缓释制剂	不得超过 15 日常用量
		其他剂型	不得超过 7 日常用量
住院患者	麻醉药品、第一类精神药品		处方逐日开具,每张处方为 1 日常用量

2. 常见违法行为

（1）麻精药品处方书写不规范,应填写、签字项目未填写、签字;麻精药品有中文名称的未书写中文名称。

（2）超剂量开具第二类精神药品未备注原因。

（3）执业医师未亲自诊查患者而开具麻精药品处方。

（4）未使用专用处方开具麻精药品。

（5）调剂、核对人员未审核麻精药品处方发药。

（6）麻精药品处方专用账册登记信息不全、缺项、漏项。

（7）医疗机构抢救患者急需麻醉药品和第一类精神药品而本医疗机构无法提供时，可以从其他医疗机构或者定点批发企业紧急借用；抢救工作结束后，未及时将借用情况报所在地设区的市级药品监督管理部门和卫生主管部门备案。

3．问题处理

（1）麻精药品处方书写不规范，应填写、签字项目未填写、签字，麻精药品有中文名称的未书写中文名称的：违反《处方管理办法》第 6 条的规定，依据《处方管理办法》第 57 条第（二）项的规定处理。

（2）超剂量开具第二类精神药品未备注原因的：违反《处方管理办法》第 23 条第三款、《麻醉药品和精神药品管理条例》第 40 条第一款的规定，依据《处方管理办法》第 57 条第（二）项、《麻醉药品和精神药品管理条例》第 73 条第一款、《医师法》第 56 条第（四）项的规定处理。

（3）执业医师未亲自诊查患者而开具麻精药品处方的：违反《医师法》第 24 条第一款、《处方管理办法》第 21 条第一款的规定，依据《医师法》第 56 条第（二）项、《处方管理办法》第 56 条第（二）项的规定处理。

（4）未使用专用处方开具麻精药品的：违反《麻醉药品和精神药品管理条例》第 40 条第一款、《医疗机构麻醉药品、第一类精神药品管理规定》第 18 条、《湖北省医疗机构麻醉药品和第一类精神药品管理办法》第 26 条第一款，依据《麻醉药品和精神药品管理条例》第 73 条第一款、《处方管理办法》第 56 条第（二）项、《湖北省医疗机构麻醉药品和第一类精神药品管理办法》第 46 条第（一）项、《医师法》第 56 条第（四）项的规定处理。

（5）调剂、核对人员未审核麻精药品处方发药的：违反了《处方管理办法》第 33 条、第 35 条、第 37 条、第 39 条,《麻醉药品和精神药品管理条例》第 40 条第二款,《医疗机构麻醉药品、第一类精神药品管理规定》第 19 条,《湖北省医疗机构麻醉药品和第一类精神药品管理办法》第 27 条的规定,依据《处方管理办法》第 56 条第(三)项、《麻醉药品和精神药品管理条例》第 73 条第三款、《湖北省医疗机构麻醉药品和第一类精神药品管理办法》第 46 条第(三)项的规定处理。

(6)麻精药品处方专用账册登记信息不全、缺项、漏项的:违反《处方管理办法》第 51 条、《麻醉药品和精神药品管理条例》第 41 条、《医疗机构麻醉药品、第一类精神药品管理规定》第 20 条、《湖北省医疗机构麻醉药品和第一类精神药品管理办法》第 28 条第(二)项的规定,依据《处方管理办法》第 55 条、《麻醉药品和精神药品管理条例》第 72 条第(二)项、《湖北省医疗机构麻醉药品和第一类精神药品管理办法》第 45 条第(二)项的规定处理。

(7)医疗机构因抢救患者急需麻醉药品和第一类精神药品而紧急借用的,但抢救工作结束后未及时将借用情况上报备案的:违反《麻醉药品和精神药品管理条例》第 42 条的规定,依据《麻醉药品和精神药品管理条例》第 72 条第(四)项、《湖北省医疗机构麻醉药品和第一类精神药品管理办法》第 45 条第(四)项规定处理。

(五)麻精药品的回收、销毁管理

1. 检查要点及方法

(1)过期、损坏麻精药品,是否按规定提出申请,由卫生主管部门监督销毁。

(2)核查临床科室调剂使用麻醉药品、第一类精神药品应收回空安瓿批号和数量,与专册登记批号及处方数量是否一致;核查药房专用账册记录与空安瓿及现存数量是否一致。若发现数量不一致,应进一步核查麻精药品是否流入非法渠道。

2．常见违法行为

（1）医疗机构自行销毁过期、损坏麻精药品。

（2）医疗机构管理不当,致使麻精药品流入非法渠道。

3．问题处理

（1）医疗机构自行销毁过期、损坏麻精药品的:违反《麻醉药品和精神药品管理条例》第61条第一款、《医疗机构麻醉药品、第一类精神药品管理规定》第13条、《湖北省医疗机构麻醉药品和第一类精神药品管理办法》第35条第(四)项的规定,依据《麻醉药品和精神药品管理条例》第72条第(五)项、《湖北省医疗机构麻醉药品和第一类精神药品管理办法》第45条第(五)项的规定处理。

（2）医疗机构管理不当致使麻精药品流入非法渠道的:违反《麻醉药品和精神药品管理条例》第64条第一款、《医疗机构麻醉药品、第一类精神药品管理规定》第32条、《湖北省医疗机构麻醉药品和第一类精神药品管理办法》第38条第(二)项的规定,依据《麻醉药品和精神药品管理条例》第80条、第82条的规定处理。

（余发林　胡晓凌　王珊）

第四节　医疗美容机构综合监管要点

一、医疗美容机构综合监管概述

医疗美容机构是指以开展医疗美容诊疗业务为主的医疗机构,应按照医疗机构设置要求,获得医疗机构执业许可证,其中医疗美容科为一级诊疗科目,美容外科、美容牙科、美容皮肤科和美容中医科为二级诊疗科目。医疗美容机构主要有医疗美容科、医疗美容诊所、医疗美容门诊部、医疗美容医院及三级整形外科医院。

近几年来,医疗美容市场规模不断扩大,但乱象纷呈,为净化医疗美容市场,保障群众身体健康和生命安全,维护消费者合法权益,卫生健康执法机构多次开展打击非法医疗美容专项整治行动,加大对医疗美容市场的综合监管力度。

二、医疗美容机构综合监管依据与重点监管内容

对医疗美容机构进行监管,主要依据《医疗机构管理条例》《护士条例》《医疗纠纷预防和处理条例》《医疗美容服务管理办法》《医疗用毒性药品管理办法》《麻醉药品和精神药品管理条例》《医疗器械监督管理条例》《医疗美容项目分级管理目录》《国家卫生计生委关于加强医疗美容主诊医师管理有关问题的通知》等法律法规和技术规范。

在日常监督执法中,主要从医疗机构和人员的依法执业、药品和医疗器械的管理、医疗质量安全核心制度的落实、医疗广告的宣传备案等几个方面来检查医疗美容机构。

三、医疗美容机构综合监管检查要点及方法

(一)医疗机构和人员的依法执业

检查医疗机构和人员的依法执业情况。

1. 检查要点及方法

(1)查看医疗机构执业许可证是否悬挂在醒目位置。

(2)医疗机构使用的名称是否与核准登记的名称一致。主要看其牌匾、印章、医疗文书上使用的名称是否与核准的医疗机构名称一致。

(3)查看医疗机构执业许可证副本是否按照规定进行年度校验。

(4)现场检查医疗机构设置的科室,是否与医疗机构执业许

可证核准的登记诊疗科目一致。

（5）随机抽取美容外科病历若干份,查看手术记录,核查开展的医疗美容项目是否经过卫生健康行政部门备案,是否有跨越级别开展的医疗美容项目。调阅人员花名册、考勤记录、工资发放名册,询问工作人员,检查人员配备是否达到标准要求。现场检查正在执业人员,查看相关人员标牌、资质;医师是否有执业证书并经注册,执业地点是否及时进行变更。随机抽取各科室病历若干份,重点查看实施美容项目的医师是否具备主诊医师资格。美容主诊医师是否符合主诊医师条件;美容主诊医师是否在医师执业证书"备注"页登记核定专业并加盖卫生健康行政部门公章;助理医师是否单独执业。

（6）随机抽取各科室处方若干,核查医师是否取得资质,药品调剂人员是否取得药学专业技术职务或相关任职资格。

（7）会诊手术是否办理相应会诊手续。

（8）外国医师来华行医是否符合要求,港澳台医师来内地(大陆)行医是否符合要求。

（9）护士是否取得护士执业证书并经注册,从事医疗美容护理工作的人员是否符合有关规定。

2. 常见违法行为

（1）许多医疗美容机构的牌匾为"某某医疗美容",不写明其究竟是诊所、门诊部还是医院,误导消费者。

（2）部分医疗美容诊所或门诊部不具备开展某医疗美容项目的条件和能力,未按照《医疗美容项目分级管理目录》要求,违规开展二级或二级以上医疗美容项目。部分医疗美容机构和医疗美容科室开展的医疗美容项目未按要求向登记机关指定的专业学会核准,同时未向登记机关备案。

（3）在专业整形美容医院或诊所内,存在以下问题:大量的无医师执业证书人员从事医疗美容工作;助理医师独立从事主诊医师的医疗美容技术服务;美容主诊医师执业未及时变更执业地点或多点执业。

（4）一些美容机构让护理人员或医师直接兼任药品调剂人员,未配置专职的药品调剂人员;或直接使用未取得药学专业技术职务或相关任职资格的药品调剂人员。

（5）存在护理人员不具备相关条件、执业地点未变更的现象。《医疗美容服务管理办法》第 13 条规定,从事医疗美容护理工作的人员,应同时具备下列条件:①具有护士资格,并经护士注册机关注册;②具有 2 年以上护理工作经历;③经过医疗美容护理专业培训或进修并合格,或已从事医疗美容临床护理工作 6 个月以上。

3. 问题处理

（1）医疗机构使用的名称与核准登记的名称不一致的:违反《医疗机构管理条例》第 19 条,按照《湖北省医疗机构管理实施办法》第 42 条的规定处理。

（2）违规开展医疗美容项目的:违反《医疗机构管理条例》第 26 条,按照《医疗机构管理条例》第 46 条、《医疗美容服务管理办法》第 24 条的规定处理。

（3）使用非卫生技术人员的:违反《医疗机构管理条例》第 27 条,按照《医疗机构管理条例》第 47 条、《医师法》第 59 条的规定处理。

（4）使用未取得处方权人员的:违反《处方管理办法》第 47 条,按照《处方管理办法》第 54 条的规定处理。

（5）护理人员不具备相关条件、执业地点未变更的:违反《护士条例》第 7 条、第 21 条,按照《护士条例》第 28 条的规定处理。

（二）药品和医疗器械的管理

1. 检查要点及方法

（1）药品:①查看药品购进资料,查看是否索取药品生产或经营企业相关资质;是否建立出入库记录;②现场检查药品储存情况,特别是注射用 A 型肉毒毒素是否做到严禁与其他药品混放;③现场检查处方笺,查看是否凭医师签名处方调剂,处方笺是否保存 2 年;④现场抽查部分药品,检查药品是否在有效期。

(2)麻醉药品:①查看医疗机构购进麻醉药品是否取得印鉴卡;②查看出入库验收记录是否完整,是否双人签字;③现场检查麻醉药品存放情况,是否双人保管、专柜储存,是否有监控设施;④查看毒麻药品处方笺,是否与出库记录一致,处方笺上医师是否具有相关资质,处方笺是否保存 3 年;⑤查看过期损坏麻醉药品销毁情况以及空安瓿回收情况。

(3)医疗器械:①现场抽取各类医疗器械,查看是否向供货者索要了医疗器械生产企业许可证、医疗器械经营企业许可证、医疗器械注册证等,检查医疗器械的合格证明文件;②检查是否建立并执行进货查验制度;查看植入性医疗器械进货查验记录是否永久保存,其他医疗器械是否保存查验记录达到使用后 2 年;检查植入性医疗器械使用记录是否永久保存;③随机抽取假体植入病历,查看使用的植入类医疗器械(如乳房假体、鼻假体等)名称、关键性技术参数及唯一性标识信息是否记载在病历中;④抽查使用的注射用透明质酸钠凝胶、胶原蛋白植入剂等的相关资质,抽查使用记录与出入库记录是否一致,检查是否将相关信息保存于病历中。

2. 常见违法行为

(1)部分医疗机构因药品使用较少,存在过期药品;注射用 A 型肉毒毒素未单独存放,未按毒性药品管理;注射用 A 型肉毒毒素从正常渠道购进价格较贵,部分医疗美容机构违规从不法渠道购进来源不明的产品。

(2)一些医疗美容机构因麻醉药品较少,直接存放在手术室,也未按照要求进行双人保管。过期损坏的麻醉药品销毁未制作销毁记录。

（3）一些医疗美容机构使用的玻尿酸由美国、日本、韩国等地生产且无中文说明；有些医疗美容机构甚至使用国家禁止使用的产品，如奥美定代替玻尿酸。

3. 问题处理

（1）收购、经营、加工、使用毒性药品的单位未建立健全保管、验收、领发、核对等制度的：按照《医疗用毒性药品管理办法》第 6 条第一款规定处理。

（2）未依照规定保存、登记麻醉药品和精神药品专用处方，未依照规定销毁过期、损坏的麻醉药品和精神药品的：违反《麻醉药品和精神药品管理条例》第 41 条、第 61 条，按照《麻醉药品和精神药品管理条例》第 72 条第（二）项、第（五）项的规定处理。

（3）未按规定建立并执行医疗器械进货查验记录制度、未妥善保存购入第三类医疗器械的原始资料、未将大型医疗器械以及植入和介入类医疗器械的信息记载到病历等相关记录中的：违反《医疗器械监督管理条例》第 45 条、第 51 条，按照《医疗器械监督管理条例》第 89 条第（三）项、第（十）项的规定处理。

（4）其他未履行《医疗纠纷预防和处理条例》规定义务的情形的：按照《医疗纠纷预防和处理条例》第 47 条的规定处理。

（三）医疗质量安全核心制度的落实

1. 检查要点及方法

（1）核对制度：现场访谈或观察医务人员在实施治疗前的工作细节，现场观察门诊药房临床药师发药相关工作细节。

（2）术前讨论制度：抽查手术患者病历资料，查看术前讨论记录及结论、手术医嘱、手术知情同意书。重点查看讨论形式是否符合要求、讨论结论是否全面、讨论与医嘱及沟通的时间节点。

（3）手术安全核查制度：抽查当日或已手术患者在架病历，查看手术安全核查表是否填写完整。查看病历中是否存档手术安全核查表,手术安全核查表是否有效执行。

（4）手术分级管理制度:在医院外网或其他院务公开渠道查询手术分级管理目录是否实现院务公开;查阅若干份已归档的病历资料,对照手术医师分级授权查看是否越权;查看医疗机构是否建立手术分级授权管理机制和手术医师技术档案。

（5）新技术和新项目准入制度:查看手术室手术记录,查看是否违规开展禁止类技术,如"肢体延长术""小腿神经离断瘦腿手术"等。

（6）病历管理制度:分别查看运行病历和归档病历资料,查看病历书写的格式、内容和时限是否符合要求;查看麻醉知情同意、使用植入性医疗器材知情同意、手术知情同意等医疗文书是否有患者签字;病历内容记录与修改信息是否符合要求。

2. 常见违法行为

（1）病历书写不规范:手术患者病历资料中,无术前讨论记录或手术知情同意书患者未签署姓名;无术前讨论结论;术前讨论时间在手术医嘱后;手术安全核查表填写不完整,有缺项或医师未签字现象;病历资料中麻醉知情同意书、使用植入性医疗器材知情同意书、手术知情同意书患者或医师未签署姓名。

（2）未建立手术分级管理目录;手术医师越权开展手术;未建立手术分级管理制度和手术医师技术档案。

3. 问题处理 未按规定制定和实施医疗质量安全管理制度,未按规定告知患者病情、医疗措施、医疗风险、替代医疗方案,未按规定填写、保管病历资料,或者未按规定补记抢救病历,开展具有较高医疗风险的诊疗活动,未提前预备应对方案防范突发风险的;违反《医疗纠纷预防和处理条例》第 10 条、第 13 条、第 14 条,按照《医疗纠纷预防和处理条例》第 47 条的规定处理。

（四）医疗广告的宣传备案

1. 检查要点及方法 现场检查医疗美容机构医疗广告审查

证明,查看医疗广告审查证明中广告内容和宣传方式是否与实际开展的一致;查看医疗机构内标识、宣传版面、宣传资料等是否真实、规范;查看医疗机构网站,检查开展互联网服务信息是否备案。

2. 常见违法行为

（1）未经卫生行政部门审批违规发布医疗广告。

（2）篡改医疗广告审查证明核准内容,广告制作内容夸大宣传,含有虚假或者引人误解的内容,欺骗、误导消费者。

（3）互联网发布医疗美容广告信息不规范。

（4）未经审批发布互联网服务信息。

3. 问题处理

（1）违法发布虚假广告的:违反《广告法》第 28 条,按照《广告法》第 55 条的规定处理。

（2）违法发布医疗、药品、医疗器械广告的:违反《广告法》第 16 条,按照《广告法》第 58 条的规定处理。

（3）在广告中涉及疾病治疗功能,以及使用医疗用语或者易使推销的商品与药品、医疗器械相混淆的用语的:违反《广告法》第 17 条,按照《广告法》第 58 条的规定处理。

（张志轩　夏军霞）

第五节　医疗文书综合监管要点

一、医疗文书综合监管概述

医疗文书是指医疗机构和医务人员在医疗活动中,依据有关法律法规和专业技术规范要求制作的反映医疗服务关系,患者健康状况和医疗措施、过程及其结果等方面信息资料的规范文件。主要包括:处方、门急诊病历、住院病历、实验室检查单、医学影像检查资料、特殊检查同意书、手术同意书、手术记录单、病理资料、护理记录、医学证明文件等。

医疗文书是医务人员对患者的疾病进行诊断和治疗处理的客观记录,也是保障医疗质量、维护医疗安全、促进医学发展的重要载体,是解决纠纷、维护双方合法权益的重要证据,是卫生行政机关进行卫生行政执法的一项重要证据,在医疗卫生监督执法工作中扮演着重要的角色。

二、医疗文书综合监管依据与重点监管内容

对医疗文书进行监管,主要依据《基本医疗卫生与健康促进法》《医师法》《医疗质量管理办法》《处方管理办法》《麻醉药品和精神药品管理条例》《中医病历书写基本规范》《电子病历应用管理规范(试行)》等法律法规和技术规范。

日常监督执法中,医疗文书综合监管的内容主要包括医疗文书的组织与管理、处方监督、病历监督、医学证明文件监督等几个方面。

三、医疗文书综合监管检查要点及违法处理

(一)医疗文书的组织与管理

医疗机构应指定相关部门和人员加强对医疗文书的管理,建立相关的管理组织和制度,开展日常的管理工作。

1. 检查要点及方法

(1)查看医疗机构成立医疗质量管理专门部门的相关情况。

(2)查看医疗机构是否建立医疗文书相关规章制度或管理制度落实情况。

(3)查看医疗机构制定和实施医疗质量安全管理制度的相关情况。

（4）查看医疗机构的医疗信息安全制度、保障措施或者医疗质量管理和医疗技术管理制度、安全措施建立健全情况。

2. 常见违法行为

（1）医疗机构未成立医疗质量管理专门部门负责本机构的医疗质量管理工作。

（2）医疗机构未建立医疗文书相关规章制度或管理制度不落实、落实不到位。

（3）医疗机构未按规定制定并实施医疗质量安全管理制度。

（4）医疗机构的医疗信息安全制度、保障措施不健全，导致医疗信息泄露或者医疗质量管理和医疗技术管理制度、安全措施不健全。

3. 问题处理

（1）医疗机构未成立医疗质量管理专门部门负责本机构的医疗质量管理工作的：违反《医疗质量管理办法》第 10 条、第 11 条，依据《医疗质量管理办法》第 44 条的规定处理。

（2）医疗机构未建立医疗文书相关规章制度或管理制度不落实、落实不到位的：违反《医疗质量管理办法》第 11 条、第 12 条、第 23 条，依据《医疗质量管理办法》第 44 条第（二）项、第（三）项的规定处理。

（3）医疗机构未按规定制定并实施医疗质量安全管理制度的：违反《医疗纠纷预防和处理条例》第 10 条第一款，按照《医疗纠纷预防和处理条例》第 47 条第（一）项的规定处理。

（4）医疗机构的医疗信息安全制度、保障措施不健全，导致医疗信息泄露的或者医疗质量管理和医疗技术管理制度、安全措施不健全的：违反《基本医疗卫生与健康促进法》第 43 条，按照《基本医疗卫生与健康促进法》第 101 条的规定处理。

（二）处方监督

处方是指由注册的执业医师和执业助理医师（以下简称医师）

在诊疗活动中为患者开具的、由取得药学专业技术职务任职资格的药学专业技术人员(以下简称药师)审核、调剂、核对,并作为患者用药凭证的医疗文书。处方包括医疗机构病区用药医嘱单。

中药处方包括中药饮片处方、中成药(含医疗机构中药制剂)处方,饮片与中成药应当分别开具处方。

1. 检查要点及方法

(1)查看处方的使用是否符合法律法规要求,是否按照正确的处方种类和颜色使用处方。普通处方为白色;急诊处方为淡黄色;儿科处方为淡绿色;麻醉药品和第一类精神药品处方为淡红色,同时在处方右上角分别标注"普通""急诊""儿科""麻、精一"。

(2)查看处方的书写是否符合法律法规要求,处方的书写应符合《处方管理办法》《中药处方格式及书写规范》中的相关要求。《国家中医药管理局关于印发中药处方格式及书写规范的通知》中中成药处方举例及中药饮片处方举例如图1、图2所示。

(3)查看处方患者情况、临床诊断等填写是否完整;开具的处方是否字迹清晰、未涂改;处方医师签名和专用签章与留样备查式样是否一致。

(4)查看处方的药品用量及保存年限是否符合规定,应符合《处方管理办法》《医院中药饮片管理规范》中的相关要求。

(5)处方中签名的医师是否取得医师执业证书,其是否在注册的执业地址开展执业活动,其开具的处方中诊断疾病范围与核准的执业范围是否一致。

(6)处方中审核、调剂、核对、发药等处的签名人员是否取得药学专业任职资格证,其专业技术职称是否符合要求。

(7)是否按照法律法规要求建立处方点评制度,开展处方点评工作。

×××中医院 门诊处方				普
费别：公费 自费✓ 科室：肺病科		NO：000001 2010年3月25日		
姓名	张××	性别	男/女✓	年龄	35周岁
		门诊病历号		2675458
单位或家庭住址		北京市东城区幸福三村18号		
临床诊断及证型		感冒 风热证		

RP：

　　　　　银翘片　　　18片×2袋

　　　　　　　　2片　　　3次/日　　　口服

医师	周××	药品金额 及收讫章	1.8元			
审核	吴××	调剂	何××	核对	孙××	发药	郑××

　　注：1.本处方2日内有效
　　　　2.取药时请您当面核对药品名称、规格、数量
　　　　3.延长处方用量时间原因：慢性病 老年病 外地 其他

图1　中成药处方举例

×××中医院
门诊处方

普

费别：公费　自费　　　　　　　　NO：000001

科室：脑病科　　　　　　　　　　2009年11月25日

| 姓名 | 于×× | 性别 | 男/女 | 年龄 | 63周岁 |
| | | 门诊病历号 | | 2669883 | |

| 单位或家庭住址 | 朝阳区六里屯15号 |

| 临床诊断及证型 | 中风　　气虚血瘀型 |

RP：

黄芪20g 当归尾15g 赤芍10g 川芎10g
地龙10g 桃　仁10g 红花10g
5剂　每日1剂　水煎400 mL
分早晚两次空腹温服

| 医师 | 王×× | 药品金额及收讫章 | 37.5元 |

| 审核 | 刘×× | 调剂 | 李×× | 核对 | 张×× | 发药 | 赵×× |

注：1.本处方2日内有效
　　2.取药时请您当面核对药品名称、规格、数量
　　3.延长处方用量时间原因：慢性病 老年病 外地 其他

图2　中药饮片处方举例

2. 常见违法行为

（1）医师不按照规定使用麻醉药品和第一类精神药品、医疗用毒性药品。

（2）使用非卫生技术人员从事医疗卫生技术工作。

（3）执业医师开具的处方中诊断疾病范围与其核准的执业范围不一致。

（4）开具处方的人员为非执业医师或执业医师在执业地点以外的地点开具处方，医疗机构未授予其处方权。

（5）处方中审核、调剂、核对、发药等处的签名人员未取得药学专业任职资格证，其专业技术职称不符合要求。

（6）未按照法律法规建立处方点评制度，药事质量管理不完善，未能发挥药师处方点评等合理用药方面的作用。

3. 问题处理

（1）医师不按照规定使用麻醉药品和第一类精神药品、医疗用毒性药品的：违反《医师法》第28条，《处方管理办法》第14条第二款、第20条，《麻醉药品和精神药品管理条例》第38条第三款，按照《处方管理办法》第57条第（二）项，《医师法》第56条第（四）项，《麻醉药品和精神药品管理条例》第73条第一款的规定处理。

（2）使用非卫生技术人员从事医疗卫生技术工作的：违反《医疗机构管理条例》第27条、《医师法》第14条第一款，按照《医疗机构管理条例》第47条、《医师法》第57条的规定处理。

（3）执业医师开具的处方中诊断疾病范围与其核准的执业范围不一致的：违反《医疗机构管理条例实施细则》第81条第二款、《医疗机构管理条例》第27条、《中医药法》第15条第二款，按照《医疗机构管理条例》第47条、《中医药法》第55条的规定处理。

（4）开具处方的人员为非执业医师或执业医师在执业地点以外的地点开具处方，医疗机构未授予其处方权的：违反《处方管理办法》第8条、第12条，《麻醉药品和精神药品管理条例》第38条第一款,按照《处方管理办法》第 54 条第(一)项、第(二)项,第 57 条第(一)项,《麻醉药品和精神药品管理条例》第 73 条第二款的规定处理。

(5)处方中审核、调剂、核对、发药等处的签名人员未取得药学专业任职资格证或其专业技术职称不符合要求的:违反《处方管理办法》第 29 条、第 49 条,《医院中药饮片管理规范》第 30 条,按照《处方管理办法》第 54 条第(三)项,《医院中药饮片管理规范》第 38 条、第 39 条的规定处理。

(6)未按照规定建立处方点评制度,药事质量管理不完善,未能发挥药师处方点评等合理用药方面作用的:违反《处方管理办法》第 44 条、《医疗质量管理办法》第 18 条,按照《医疗质量管理办法》第 44 条第(六)项的规定处理。

(三)病历监督

病历是指医务人员在医疗活动过程中形成的文字、符号、图表、影像、切片等资料的总和,包括门(急)诊病历和住院病历。电子病历的书写要求与纸质病历的书写要求一致,具有同等效力。

中医病历书写是指医务人员通过望、闻、问、切及查体、辅助检查、诊断、治疗、护理等医疗活动获得有关资料,并进行归纳、分析、整理形成医疗活动记录的行为。

1. 检查要点及方法 在日常监督过程中,可以通过抽查医疗机构门(急)诊病历和住院病历来核查病历书写是否规范、及时,医疗质量安全核心管理制度是否落实等。病历应符合《病历书写基本规范》的要求,中医病历和电子病历书写还分别要符合《中医病历书写基本规范》《电子病历应用管理规范(试行)》的要求。

(1)住院病历:①查看病历的内容是否完整,项目是否齐全;②查看病历书写是否规范、及时;③查看医疗机构是否取得病历中诊断和治疗项目相应资质;④查看病历中手术记录、护理记录、医嘱等文书中医务人员是否取得相应资质;⑤查看病历的书写时限是否符合规定;⑥通过查看知情同意书及授权委托书等,查看医院是否落实告知义务;⑦根据病历中病程记录、护理记录单、术前讨论记录的内容,查看医疗机构医疗质量安全核心管理制度落实情况。如通过比较术前讨论完成时间和手术知情同意书签署时间,来查看术前讨论制度落实情况。

（2）门（急）诊病历:门（急）诊病历原则上由患者负责保管。查看门（急）诊病历的要点主要包括:①门（急）诊病历内容是否齐全;②病历记录等资料填写是否及时、规范;③病历记录、检验报告等医疗文书中签名的医务人员是否取得相应资质;④医疗机构是否取得相应诊断和治疗项目的批准或备案;⑤对于特殊检查、特殊治疗,医院是否落实告知义务。

2. 常见违法行为

（1）病历书写的内容或时限不符合国家规定要求。

（2）病历中的医疗行为未按规定落实医疗质量安全管理制度。

（3）涂改、篡改、伪造、隐匿、销毁病历资料。

（4）医疗机构及其医务人员在诊疗活动中未按规定告知患者病情、医疗措施、医疗风险、替代医疗方案等。

3. 问题处理

（1）病历书写的内容或时限不符合规定,未执行《病历书写基本规范》要求的:违反《医疗质量管理办法》第 23 条、《医疗纠纷预防和处理条例》第 15 条第一款和第二款,按照《医疗纠纷预防和处理条例》第 47 条第(四)项的规定处理。

（2）病历中的医疗行为未按规定落实医疗质量安全管理制度的:违反《医疗质量管理办法》第 10 条、《医疗纠纷预防和处理条例》第 9 条和第 10 条,按照《医疗质量管理办法》第 44 条、《医疗纠纷预防和处理条例》第 47 条第(一)项的规定处理。

（3）涂改、篡改、伪造、隐匿、销毁病历资料的:违反《医疗纠纷预防和处理条例》第 15 条第三款、《医疗事故处理条例》第 9 条,按照《医疗事故处理条例》第 58 条第(二)项、《医疗纠纷预防和处理条例》第 45 条的规定处理。

(4)医疗机构及其医务人员在诊疗活动中未按规定告知患者病情、医疗措施、医疗风险、替代医疗方案等:违反了《医疗纠纷预防和处理条例》第 13 条,按照《医疗纠纷预防和处理条例》第 47 条第(二)项的规定处理。

(四)医学证明文件监督

医学诊断证明是指医疗机构出具给患者或其家属的具有一定法律效力的医疗文件,它包括出生医学证明、健康证明、疾病证明、诊断证明、伤残证明、功能鉴定书和医学死亡证明等证明文件。

1. 检查要点及方法

(1)查看医疗机构是否取得出具相应医学证明文件的相关资质:①职业病诊断证明:查看医疗机构的医疗机构执业许可证正、副本原件,是否有开具职业病诊断证明的专业或服务项目;是否超过职业病诊断机构资质证书批准项目范围开展工作。②出生医学证明:查看出生医学证明上签章机构是否有助产技术资质;查看出生医学证明签发记录表,查看接生人员签字栏的签字人员是否有母婴保健技术考核合格证书。

(2)查看出具医学证明的医师是否具备相关资质:①具有出具医学证明资质的人员:门诊部、住院部、急救部在岗的临床执业医师;门诊部、住院部、急救部在岗的退休后返聘(合同期内)临床执业医师;具备医师执业资格且执业注册地在所规培医院的规培医师,但须经科主任同意报医务科备案(规培期结束须注销资格)。②不能出具医学证明的人员:体检医师;非临床医学专业医师(如检验医师、放射医师、超声医师、药剂师等);因违规暂时被取消或终止处方权的临床医师;执业注册地未在规培医院的规培医师;无处方权的见习医生;实习、进修医师;具备医师执业资格但未从事临床诊疗工作的各类职能管理人员。

（3）查看医学证明是否符合相关书写要求：①医学证明的项目应填写完整。②医学证明日期应按规定填写。③医学证明应加盖医院专用印章。④医学证明或存根应有医师签字或印章。⑤医师实施医疗、预防、保健措施，签署有关医学证明文件，必须亲自诊查、调查，并按照规定及时填写医学证明。

（4）查看医学证明是否按要求管理：①标有医疗机构标识的证明文书单不得买卖、出借和转让。②医疗机构不得冒用标有其他医疗机构标识的证明文书单。

2. 常见违法行为

（1）医学证明有涂改、伪造、弄虚作假的情况或不经亲自诊查和调查就出具医学证明。

（2）使用非执业医师出具医学证明。

（3）医学证明及存根、证明书发放登记项目填写不全；发放登记日期不一致；未加盖医院专用印章；无医师签字或印章等。

3. 问题处理

（1）医学证明有涂改、伪造、弄虚作假的情况或不经亲自诊查和调查就出具医学证明的：违反《医师法》第24条、《医疗机构管理条例》第31条，按照《医师法》第56条第（二）项、《医疗机构管理条例》第48条、《医疗机构管理条例实施细则》第82条的规定处理。

（2）使用非执业医师出具医学证明的：违反《医疗机构管理条例》第27条、《医师法》第13条第四款、第24条第二款，按照《医疗机构管理条例》第47条、《医疗机构管理条例实施细则》第81条的规定处理。

（3）医学证明及存根、证明书发放登记项目填写不全，发放登记日期不一致，未加盖医院专用印章，无医师签字或印章等的：可下达"卫生监督意见书"责令医疗机构改正。

（吴江聆　罗岚　郭瑶静）

第五章 医疗质量核心制度综合监管要点

第一节 概 述

一、医疗质量核心制度综合监管概念

医疗质量是指在现有医疗技术水平、能力及条件下,医疗机构及其医务人员在临床诊断及治疗过程中,按照职业道德及诊疗规范要求,给予患者医疗照顾的程度。加强医疗质量管理是指按照医疗质量形成的规律和有关法律、法规要求,运用现代科学管理方法,对医疗服务要素、过程和结果进行管理与控制,以实现医疗质量系统改进、持续改进。医疗质量直接关系到人民群众的健康权益和对医疗服务的切身感受。

医疗质量安全核心制度是指在诊疗活动中对保障医疗质量和患者安全发挥重要的基础性作用,医疗机构及其医务人员应当严格遵守的一系列制度。

二、医疗质量核心制度的相关立法

为进一步规范医疗服务行为,更好地维护人民群众健康权益,保障医疗质量和医疗安全,国家卫生健康委员会(简称卫健委)组织制定了《医疗质量管理办法》,在高度凝练总结我国改革开放以来医疗质量管理工作经验的基础上,充分借鉴国际先进做法,建立医疗质量安全核心制度体系,总结提炼了18项医疗质量安全核心制度,要求医疗机构及其医务人员在临床诊疗工作中严格执行。2018年,国家卫健委对《医疗质量管理办法》提出的18项医疗质

量安全核心制度的定义、内容和基本要求进行了细化,组织制定了《医疗质量安全核心制度要点》。至此,在医疗质量安全核心制度方面,我国有了全国统一的标准,同时明确了医疗机构及其医务人员涉及医疗质量问题的法律责任,为监督执法检查提供了法律支撑。

《医疗纠纷预防和处理条例》第 10 条规定,医疗机构应当制定并实施医疗质量安全管理制度,设置医疗服务质量监控部门或者配备专(兼)职人员,加强对诊断、治疗、护理、药事、检查等工作的规范化管理,优化服务流程,提高服务水平。医疗机构应当加强医疗风险管理,完善医疗风险的识别、评估和防控措施,定期检查措施落实情况,及时消除隐患。

《医疗质量管理办法》第 10 条规定,医疗机构应当成立医疗质量管理专门部门,负责本机构的医疗质量管理工作。第 26 条规定,医疗机构应当建立本机构全员参与、覆盖临床诊疗服务全过程的医疗质量管理与控制工作制度。医疗机构应当严格按照卫生行政部门和质控组织关于医疗质量管理控制工作的有关要求,积极配合质控组织开展工作,促进医疗质量持续改进。

三、医疗质量核心制度综合监管的意义

持续改进医疗质量,保障医疗安全,是卫生事业改革和发展的重要内容和基础。多年来,在党中央、国务院的坚强领导下,在各级卫生行政部门和医疗机构的共同努力下,我国医疗质量和医疗安全水平呈现逐年稳步提升的态势。由于此前医疗质量核心制度缺乏全国统一的规范要求,各地、各医疗机构对核心制度的理解和认识存在一定偏差,各医疗机构核心制度的定义、内容、要求、操作流程和执行效果也存在一定差别。医疗质量管理工作作为一项长期工作任务,需要从制度层面进一步加强保障和约束,实现全行业的统一管理。医疗质量核心制度落实到位与否直接关系着医疗安

全,加大卫生监督检查力度,对有效地促进医疗质量核心制度的落实,以及保障医患双方的权益有着重要意义。

第二节　医疗质量核心制度综合监管

根据国家卫健委发布的《关于印发医疗质量安全核心制度要点的通知》,要求各级各类医疗机构应当根据要点完善本机构核心制度、配套文件和工作流程,加强对医务人员的培训、教育和考核,确保医疗质量安全核心制度得到有效落实。因此,卫生行政部门在监督检查时,主要查看医疗机构是否建立相关制度并制定成册,相关制度是否贴合本机构实际,建立的制度是否按照相关要求严格执行,同时,随机抽查相关科室医务人员,询问对 18 项医疗质量安全核心制度的了解情况。本节主要针对 18 项医疗质量安全核心制度中部分制度的监督检查方法进行介绍,即会诊制度、术前讨论制度、手术安全核查制度、危急值报告制度和抗菌药物分级管理制度。同时,对每项制度的具体监督工作展开论述,主要包括基本要求、检查要点及方法、常见违法(违规)行为和调查取证。

一、会诊制度

(一)基本要求

会诊是指出于诊疗需要,由本科室以外或本机构以外的医务人员协助提出诊疗意见或提供诊疗服务的活动。规范会诊行为的制度称为会诊制度。基本要求包括:①机构内急会诊应当在会诊请求发出后 10 分钟内到位,普通会诊应当在会诊发出后 24 小时内完成;②医疗机构应当统一会诊单格式及填写规范,明确各类会诊的具体流程;③会诊情况应当在会诊单中记录,会诊意见的处置情况应当在病程中记录;④前往或邀请机构外会诊,应当严格遵照国家有关规定执行。

（二）检查要点及方法

1. 查看会诊是否按规定时间到达　查看会诊单中发出会诊请求的时间,再查看会诊单会诊医师到达的具体时间,机构内急会诊应当在会诊请求发出后 10 分钟内到位,且对会诊医师的资质级别有一定要求(这要配合被检机构制定的会诊制度进行查看),普通会诊应当在会诊发出后 24 小时内完成。

2. 查看会诊申请与医嘱逻辑关系　如果同一患者有多次会诊,要注意查看会诊单上的申请时间与临时医嘱的时间逻辑,以及会诊的次数与医嘱是否匹配。

3. 查看机构内是否制定统一格式的会诊单　查看不同科室会诊单格式是否统一,填写是否规范,流程是否明确。

4. 查看会诊情况与处置情况　查看会诊单是否记录会诊情况,会诊意见的处置情况是否在病程中记录。

5. 查看院外会诊是否违规　前往或邀请机构外会诊,应查看手续是否齐全,核对会诊医师执业范围及会诊邀请医院核准科目情况;会诊费用的支付是否严格遵照国家有关规定执行。现在很多机构邀请院外会诊通常不走会诊程序,会诊完成后直接签署会诊意见,在检查前要通过"医师电子化注册系统"先掌握被检机构注册或多机构备案的人员名单,这样才能做到有的放矢。

（三）常见违法（违规）行为

（1）会诊医师未能在规定时间到达,或者不记录具体到达时间。

（2）会诊意见未记录在病程中。

（3）会诊单上的申请时间与临时医嘱的时间不相符,或者次数不相符。

（4）前往或邀请院外会诊未严格遵守《医师外出会诊管理暂

行规定》相关要求。如会诊邀请超出本单位诊疗科目或者本单位不具备相应资质；会诊邀请超出被邀请医师执业范围；邀请医疗机构不具备相应医疗救治条件等。

（四）调查取证

1. 现场检查　通过抽查病历，查看机构会诊制度的制定与执行情况，医务人员执业注册及多机构备案情况，针对发现的具体问题制作现场检查笔录，同时复印相关病历和收集相关证据资料。

2. 询问　重点询问会诊邀请医师、会诊医师、医院医务科负责人，明确责任是在院方还是在个人，因涉及机构及人员双罚，在询问中应进行明确。

二、术前讨论制度

（一）基本要求

术前讨论制度是指以降低手术风险、保障手术安全为目的，在患者手术实施前，医师必须对拟实施手术的手术指征、手术方式、预期效果、手术风险和处置预案等进行讨论的制度。具体包括以下基本要求：

（1）除以紧急抢救生命为目的的急诊手术外，所有住院患者手术必须实施术前讨论，术者必须参加。

（2）术前讨论的范围包括手术组讨论、医师团队讨论、病区内讨论和全科讨论。临床科室应当明确本科室开展的各级手术术前讨论的范围并经医疗管理部门审定。全科讨论应当由科主任或其授权的副主任主持，必要时邀请医疗管理部门和相关科室参加。患者手术涉及多学科或存在可能影响手术的合并症的，应当邀请相关科室参与讨论，或事先完成相关学科的会诊。

（3）术前讨论完成后，方可开具手术医嘱，签署手术知情同意书。

（4）术前讨论的结论应当记入病历。

（二）检查要点及方法

（1）查看住院手术患者是否开展术前讨论。抽查几份住院手术患者病历，查看是否所有住院手术患者均开展了术前讨论。

（2）核查术者是否参与术前讨论。查看手术记录，核查手术记录的"术者"，是否参加了术前讨论；术者是否亲自在术前和术后24小时内查房（三级查房制度要求）。

（3）查看术前讨论格式是否规范。重点查看是否对拟实施手术的手术指征、手术方式、预期效果、手术风险和处置预案等进行讨论。

（4）查看时间逻辑关系是否符合要求。查看术前讨论与手术医嘱、手术知情同意书、麻醉知情同意书等文书的时间逻辑关系，术前讨论完成后，方可开具手术医嘱，签署手术知情同意书。

（5）查看术前讨论的结论是否记入病历。

（三）常见违法（违规）行为

（1）对住院手术患者未按照要求开展术前讨论；目前仍有多数医院医师认为只有达到二级手术才需要开展术前讨论。

（2）术者未参加术前讨论。

（3）用术前小结代替术前讨论。

（4）术前讨论、手术医嘱、手术知情同意书、麻醉知情同意书等文书的时间逻辑关系不符合要求。

（5）术前讨论格式不符合要求，未对手术指征、手术方式、预期效果、手术风险和处置预案等进行讨论。

（6）术前讨论的结论未记入病历。

（四）调查取证

1. 现场检查　抽查机构制定成册的18项医疗质量安全核心制度，查看机构术前讨论制度的制定是否符合国家《医疗质量安全核心制度要点》要求,通过抽查病历,查看各科室执行情况,重点查看术前讨论记录、手术记录、手术知情同意书、手术医嘱的时间逻辑关系。针对发现的具体问题制作现场检查笔录,同时复印相关病历和收集相关证据资料。

2. 询问　重点询问管床医师、手术医师、医院医务科负责人,明确责任是在院方还是在个人,因涉及机构及人员双罚,在询问中应进行明确。

三、手术安全核查制度

（一）基本要求

手术安全核查制度是指在麻醉实施前、手术开始前和患者离开手术室前对患者身份、手术部位、手术方式等进行多方（手术医师、巡回护士、麻醉医师）参与的核查,以保障患者安全的制度。具体包括以下基本要求：

（1）医疗机构应当建立手术安全核查制度和标准化流程。

（2）手术安全核查过程和内容按国家有关规定执行。

（3）手术安全核查表应当纳入病历。

（二）检查要点及方法

（1）查看医疗机构制定的手术安全核查制度及其标准化流程。

（2）重点查看外科、骨科等手术较多的科室,查看手术安全核查过程和内容是否按国家有关规定执行;进手术室抽查正在进行手术的患者病历,查看是否按要求对患者"麻前""术前""离前"三个环节进行三方核查,是否存在患者手术已经完成,三方核查未签字等情况。

（3）查看手术患者病历中是否有手术安全核查表。

（三）常见违法（违规）行为

（1）手术安全核查表制作不符合国家有关规定，三方核查只设置一次"三方签字"。

（2）制度流于形式，通常手术已经完成，但手术安全核查表三方未签字或者签字不全。

（3）未将手术安全核查表纳入病历。

（四）调查取证

1. 现场检查 抽查住院患者手术病历，查看手术安全核查表纳入病历情况，重点查看三方核查情况。针对发现的具体问题制作现场检查笔录，同时复印相关病历和收集相关证据资料。

2. 询问 重点询问手术医师、麻醉师、巡回护士、医院医务科负责人，明确责任是在院方还是在个人，因涉及机构及人员双罚，在询问中应进行明确。

3. 其他 拍照、录像等。

四、危急值报告制度

（一）基本要求

危急值报告制度是指对提示患者处于生命危急状态的检查、检验结果建立复核、报告、记录等管理机制，以保障患者安全的制度。主要包括以下基本要求：

（1）医疗机构应当分别建立住院和门（急）诊患者危急值报告具体管理流程和记录规范，确保危急值信息准确，传递及时，信息传递各环节无缝衔接且可追溯。

（2）医疗机构应当制定可能危及患者生命的各项检查、检验结果危急值清单并定期调整。

（3）出现危急值时，出具检查、检验结果报告的部门报出前，应当双人核对并签字确认，夜间或紧急情况下可单人双次核对。

对于需要立即重复检查、检验的项目,应当及时复检并核对。

（4）外送的检验标本或检查项目存在危急值项目的,医院应当和相关机构协商危急值的通知方式,并建立可追溯的危急值报告流程,确保临床科室或患方能够及时接收危急值。

（5）临床科室任何接收到危急值信息的人员应当准确记录、复读、确认危急值结果,并立即通知相关医师。

（6）医疗机构应当统一制定临床危急值信息登记专册和模板,确保危急值信息报告全流程的人员、时间、内容等关键要素可追溯。

（二）检查要点及方法

（1）查看医疗机构是否制定本机构的危急值清单,是否统一制定临床危急值信息登记专册和模板。

（2）抽查检验科、心电图室的危急值报告登记本,出现危急值时,报出前,是否双人核对并签字确认,在夜间或紧急情况下可单人双次核对,同时到相应临床科室进行核对,临床科室接收到危急值信息的记录是否准确,抽查相关病历查看处置情况。

（3）外送检验标本的,查看医院是否和相关机构协商危急值的通知方式,并建立可追溯的危急值报告流程。

（三）常见违法（违规）行为

（1）部分临床科室未建立危急值报告登记本。

（2）危急值报出未进行双人核签,时间不精确。

（3）危急值报出科室与接收科室信息不匹配。

（4）临床科室接收到危急值信息后未报告相关临床医师,或者相关临床医师接收到信息后未及时进行处置,或者处置情况未记录在病程记录中。

（5）外送检验标本的,未与相关检验机构建立危急值报告流程。

（四）调查取证

1. 现场检查 查看检验科等医技科室的危急值报告登记本，重点查看危急值信息报告时间和接收科室，并核查临床接收科室登记本登记情况、抽查相关病历查看医师处置记录情况。针对发现的具体问题制作现场检查笔录，同时复印相关病历和收集相关证据资料。

2. 询问 针对发现违法违规情形重点询问患者管床医师、科室负责人、医院医务科负责人，明确责任是在院方还是在个人，因涉及机构及人员双罚，在询问中应进行明确。

3. 其他 拍照、录像等。

五、抗菌药物分级管理制度

（一）基本要求

抗菌药物分级管理制度是指根据抗菌药物的安全性、疗效、细菌耐药性和价格等因素，对抗菌药物临床应用进行分级管理的制度。主要包括以下基本要求：

（1）根据抗菌药物的安全性、疗效、细菌耐药性和价格等因素，抗菌药物分为非限制使用级、限制使用级与特殊使用级三级。

（2）医疗机构应当严格按照有关规定建立本机构抗菌药物分级管理目录和医师抗菌药物处方权限，并定期调整。

（3）医疗机构应当建立全院特殊使用级抗菌药物会诊专家库，按照规定规范特殊使用级抗菌药物使用流程。

（4）医疗机构应当按照抗菌药物分级管理原则，建立抗菌药物遴选、采购、处方、调剂、临床应用和药物评价的管理制度和具体操作流程。

（二）检查要点及方法

（1）查看医疗机构是否严格按照有关规定建立本机构抗菌药

物分级管理目录和医师抗菌药物处方权限,并定期调整。

(2)查看医疗机构是否建立抗菌药物遴选、采购、处方、调剂、临床应用和药物评价的管理制度和具体操作流程。

(3)抽查门诊处方和住院病历医嘱单,重点关注限制使用级与特殊使用级抗菌药物的使用是否严格按制度执行,核查开具者的资质及医院的授权。

(4)到药房查看特殊使用级抗菌药物使用情况与去向,然后到相应的临床科室抽查相关病历,查看是否按照规定规范特殊使用级抗菌药物使用流程。

(三)常见违法(违规)行为

(1)医院未建立本院的抗菌药物分级管理目录,或者建立了不备案。

(2)医院未进行授权,认为取得了相应级别职称就具有相应级别抗菌药物的处方权限。

(3)违规开具抗菌药物处方或者医嘱单。

(4)使用特殊使用级抗菌药物未按流程邀请会诊,或者未建立全院特殊使用级抗菌药物会诊专家库,未按照规定规范特殊使用级抗菌药物使用流程。

(5)接受抗菌药物治疗的住院患者未进行微生物送检,或者送检率达不到要求。

(6)越级使用抗菌药物未记录用药指征,未在 24 小时内补办越级使用手续,或者门诊违规使用特殊使用级抗菌药物。

(7)对碳青霉烯类、替加环素特殊使用级药物未进行专档管理。

(四)调查取证

1. 现场检查 针对发现的具体问题制作现场检查笔录,同时复印相关病历,收集医院抗菌药物授权文件,收集相关证据资料。

2. 询问 针对发现违法违规情形重点询问抗菌药物开具医师、科室负责人、医院医务科负责人,明确责任是在院方还是在个人,因涉及机构及人员双罚,在询问中应进行明确。

3. 其他 拍照、录像等。

六、违反医疗质量安全管理制度的处罚依据

监督检查中发现医疗机构及人员未按规定制定和实施医疗质量安全管理制度,可以依据《医疗纠纷预防和处理条例》进行处罚。

依据《医疗纠纷预防和处理条例》第10条的规定,医疗机构应当制定并实施医疗质量安全管理制度,设置医疗服务质量监控部门或者配备专(兼)职人员,加强对诊断、治疗、护理、药事、检查等工作的规范化管理,优化服务流程,提高服务水平。医疗机构应当加强医疗风险管理,完善医疗风险的识别、评估和防控措施,定期检查措施落实情况,及时消除隐患。违反医疗质量安全管理制度的,可依据《医疗纠纷预防和处理条例》第47条进行处罚。即医疗机构及其医务人员有下列情形之一的,由县级以上人民政府卫生主管部门责令改正,给予警告,并处1万元以上5万元以下罚款;情节严重的,对直接负责的主管人员和其他直接责任人员给予或者责令给予降低岗位等级或者撤职的处分,对有关医务人员可以责令暂停1个月以上6个月以下执业活动;构成犯罪的,依法追究刑事责任:①未按规定制定和实施医疗质量安全管理制度;②未按规定告知患者病情、医疗措施、医疗风险、替代医疗方案等;③开展具有较高医疗风险的诊疗活动,未提前预备应对方案防范突发风险;④未按规定填写、保管病历资料,或者未按规定补记抢救病历;⑤拒绝为患者提供查阅、复制病历资料服务;⑥未建立投诉接待制度、设置统一投诉管理部门或者配备专(兼)职人员;⑦未按规定封存、保管、启封病历资料和现场实物;⑧未按规定向卫生主管部门报告重大医疗纠纷;⑨其他未履行本条例规定义务的情形。

　　这里强调的是未按规定"制定"和"实施",医疗机构制定成册且正在实施的核心制度,如与《医疗质量安全核心制度要点》要求不符,可视为"未按规定制定",不落实或者落实不到位可视为"未按规定实施"。

　　同时,需要特别补充说明的一点是《医疗纠纷预防和处理条例》的要求是对机构与人员进行"双罚",在调查取证的时候要加以体现和明确,具体是"院方"的责任,还是"医务人员"的责任,还是双方都有责任,应在案件合议中作出充分说明。

（赵宏发　宋涛　覃伟　龙兵　管晓丽）

第六章　中医药服务依法执业自查系统应用

第一节　概　　述

一、医疗机构依法执业自查的概念

医疗机构依法执业自查,是指医疗机构对本机构及其人员执业活动中遵守医疗卫生法律法规情况进行检查,并对发现的违法违规执业问题进行整改的自我管理活动。

医疗机构对本机构依法执业承担主体责任,其法定代表人或主要负责人是第一责任人。医疗机构应当建立本机构依法执业自查工作制度,组织开展依法执业自查,制止、纠正、报告违法执业行为。

医疗机构依法执业自查可以分为全面自查、专项自查和日常自查。全面自查是指医疗机构对本机构依法执业自查工作情况进行的整体检查,每年至少开展一次全面自查。专项自查是指医疗机构根据依法执业风险隐患情况、医疗纠纷或者相关部门要求等开展的针对性检查。日常自查是指医疗机构各部门(包括依法执业管理部门)在各自职责范围内自主开展的依法执业检查,每季度至少开展一次日常自查。

二、建立自查系统的意义

《国务院办公厅关于改革完善医疗卫生行业综合监管制度的指导意见》和《医疗机构依法执业自查管理办法》等要求健全机构

自治、行业自律、政府监管、社会监督相结合的多元化综合监管体系,要求医疗机构切实落实自我管理主体责任,自觉接受行业监管和社会监督。由此可见,机构自治是综合监管的重要组成部分,开展自查整改是医疗机构落实主体责任的有效手段。为全面推进医疗卫生行业综合监管制度,落实医疗机构依法执业自我管理主体责任,督促指导医疗机构规范开展自查活动,规范医疗机构及其人员的执业行为,卫生行政部门利用信息化手段,建设一个指标要素齐全、系统规范统一的依法执业自查系统,以满足各级各类医疗机构通过该系统开展依法执业的日常或专项自查。该系统的应用为医疗机构提供了可视化、可量化、可追溯的评价工具,切实落实依法执业自我管理主体责任,强化医疗机构在提供医疗服务过程中的红线意识,实现医疗机构依法执业自查自纠全覆盖,促进医疗机构自觉遵守卫生相关法律法规,不断优化医疗服务。依法执业自查系统平台是医院全面规范管理的有力抓手,是医务人员全面依法执业的学习平台,是公众全面依法监督的公众平台,是全面促进各级各类医疗机构自觉遵守法律法规的有效监管平台。

三、依法执业自查的内容

医疗机构依法执业自查主要包括以下内容:①医疗机构资质、执业及保障管理;②医务人员资质及执业管理;③药品和医疗器械、临床用血管理;④医疗技术临床应用与临床研究;⑤医疗质量管理;⑥传染病防治;⑦母婴保健与计划生育技术服务(含人类辅助生殖技术和人类精子库);⑧放射诊疗、职业健康检查、职业病诊断;⑨精神卫生;⑩中医药服务;⑪医疗文书管理;⑫法律法规规章规定医疗机构应当履行的职责和遵守的其他要求。医疗机构可以根据医疗服务范围,合理确定本机构依法执业自查内容。

医疗机构依法执业自查工作应坚持政府指导、机构主责、全员参与、奖惩并重的原则。

医疗机构在自查中发现违法执业行为,应当立即整改,并将整改报告留存备查。不能立即整改的,医疗机构依法执业管理部门应当制订整改计划,明确责任,确定整改时间表,督促落实,做好整改报告留存备查。医疗机构在自查中发现重大违法执业行为,应当立即报告所在地卫生健康行政部门。

四、依法自查年度总结

医疗机构应当认真总结依法执业自查工作情况,在每年 1 月 31 日前形成本机构上一年度依法执业自查总结留存备查并通过系统上报。依法执业自查年度总结应当包括以下内容:①依法执业自查制度建立情况;②机构负责人及医务人员接受依法执业培训情况;③本机构年度依法执业自查落实情况;④本机构开展传染病防治分类监督综合评价情况;⑤年度接受依法执业监督检查及行政处罚情况;⑥依法执业及自查工作存在的主要问题及改进情况;⑦上一年度存在问题改进情况和医疗机构不良执业行为记分情况。

第二节　管理要求

一、卫生健康行政管理要求

各级卫生健康行政部门应当转变履职模式,充分发挥学会、协会和质控中心等行业组织作用,对辖区医疗机构依法执业自查情况进行监测评价指导,应当将医疗机构依法执业自我管理情况纳入医疗机构定级、评审、评价、考核(包括绩效考核)的指标体系,并作为行业评先评优的重要参考,形成医疗机构自治模式,落实医疗机构承担日常管理自主责任,对照指标开展自查,发现问题及时整改,监管模式向大数据监管转变。

各级卫生行政管理人员可通过系统了解各级各类医疗机构开展依法执业各项检查的次数,开展检查的结果,检查结果整改反馈和依法执业年度报告。

二、医疗机构依法自查的组织管理

医疗机构对本机构依法执业承担主体责任,应当建立本机构依法执业管理体系。

第一,医疗机构法定代表人或主要负责人是第一责任人。

第二,要从机构和人员两方面完善依法执业组织管理体系,明确依法执业管理部门。二级以上医疗机构应成立依法执业办公室,要配备专职依法执业管理人员(二级以下医疗机构应设置依法执业监督协管员),负责本机构依法执业的日常管理工作。其他职能部门、临床科室以及药学、护理、医技等业务部门主要负责人是本部门依法执业管理的第一责任人,负责本部门依法执业日常管理与自查,记录并向本机构依法执业管理部门报告自查情况。医务人员对本人依法执业行为负责。

第三,医疗机构依法执业管理部门以及依法执业管理人员应履行下列职责:①组织或者参与拟订本机构依法执业自查工作制度和年度计划;②组织或者参与本机构依法执业教育和培训;③对本机构各部门落实依法执业自查情况进行检查;④组织开展本机构全面自查、专项自查活动;⑤对本机构依法执业情况进行风险评估;⑥制止、纠正、报告本机构违法执业行为;⑦督促落实本机构依法执业整改措施;⑧编制本机构依法执业自查年度总结,定期公开依法执业自查整改情况;⑨对本机构自查发现的依法执业问题提出奖惩意见。

第四,医疗机构的系统管理员应完善医疗机构基本资料、专家和联络员信息录入,熟悉依法执业自查要点,开展依法执业自查任务分配。专项自查可结合本机构依法执业风险隐患情况、医疗纠纷或者相关部门要求适时组织。日常自查可根据卫生健康行政部门和专业质控组织的相应要求,针对医疗机构各部门职责范围内依法执业情况自主开展检查,自查前应建立依法执业自查专家队伍,在系统中建立自查任务,进行任务跟踪,开展统计汇总,反馈整改。

三、监督执法管理要求

地方各级卫生健康行政部门检查中发现医疗机构存在违法执业行为,有下列情形之一的,可以依据《行政处罚法》规定从轻或者减轻行政处罚:①自查工作中已发现该违法执业行为,并立即整改到位的;②自查工作中已发现该违法执业行为,已制订整改计划,并正在按计划整改的。违法行为轻微并及时纠正,没有造成危害后果的,不予行政处罚。

地方各级卫生健康行政部门检查中发现医疗机构有下列情形之一的,应当作为医疗机构不良执业行为进行记分;发现存在违法执业行为的,可以在法律法规规定处罚幅度内从严处罚:①未建立依法执业自查制度,或者未按规定开展依法执业自查工作的;②自查工作弄虚作假,应当发现而未发现违法执业行为的;③自查中发现违法执业行为,未及时整改到位的;④自查中发现重大违法执业行为,未及时报告所在地卫生健康行政部门的。

第三节 依法执业自查系统应用介绍

一、系统登录

(一)登录

湖北省医疗机构依法执业自查管理系统的访问地址为:

http://bjlbs.bjtca.org.cn/yl-hb，在浏览器中输入本地址即可访问，输入登录账号和账号密码即可登录。操作步骤如下：①输入登录账户、账号密码和验证码。②点击"登录"。③阅读网站服务条款，如同意本条款，点击"同意"，成功登录系统。④如不同意本条款，点击"不同意"，不同意将不能登录和使用本系统。

（二）修改密码

登录成功后点击页面右上角弹出的"个人信息"或"安全退出"，可进行个人信息修改和账号退出操作。

1. 个人信息　点击"个人信息"，弹出修改个人信息页面，可修改用户姓名、联系电话等。修改密码时必须先输入"原密码"，再输入"新密码"，然后修改个人信息。密码修改完成后原密码将失效。

2. 安全退出　点击"安全退出"即可退出当前登录账户。

二、检查管理

检查管理中包括"专家分组""任务下达""待审核任务""已审核任务""综合查询""附件查看""报告管理"模块。

（一）专家分组

1. 添加　添加专家分组，操作步骤：点击"添加"→输入专家分组名称→点击"＋"→点击"指标"，在弹窗中勾选专家分组检查任务项指标→勾选完毕，点击"确定"→点击专家，选择检查任务项专家→选择完毕，双击该专家，即可成功选择该专家→指标和专家录入完毕，点击"保存"，即可成功添加该专家分组。

2. 修改　修改专家分组，操作步骤：查询需修改的专家分组信息，点击"修改"→选择需修改专家分组信息，进行修改→修改完毕，点击"保存"。

3. 删除　删除专家分组应谨慎，因为专家分组删除后将影响已下发检查任务项。操作步骤:查询需删除的专家分组,点击"删除"→弹出删除确定窗口,点击"确定",即可将专家分组删除。

4. 查询 查询专家分组,操作步骤:在搜索框中输入需查询的专家分组信息→点击"查询",即可查询已添加的专家分组信息。

5. 查看 查看专家分组详细信息,操作步骤:查询需查看的专家分组信息→点击"查看",即可查看添加的专家分组信息。

(二)任务下达

本系统中需要下发的任务分为三种:日常检查任务、专项检查任务和需再次下发任务,下面依次说明具体操作方法。

1. 日常检查任务 可多级任务下发,如省卫健委下发日常检查任务可分为以下四种情况。

省卫健委下发日常检查任务至市级,下发后的检查任务由市卫健委再次进行下发,指派具体的医疗机构或本市专家进行任务检查。

省卫健委下发日常检查任务至区县,下发后的检查任务由区县卫健委再次进行下发,指派具体的医疗机构或本区县专家进行任务检查。

省卫健委下发日常检查任务至医疗机构,下发后的检查任务由该医疗机构协管员处理,可再次进行任务检查或指派给当前医疗机构专家。

省卫健委下发日常检查任务至本级专家,下发后的检查任务由本级专家进行任务检查。检查完毕由任务下发人对下发任务进行审核。

(1)下发市级:省卫健委下发市级日常检查任务,操作步骤如下。

"任务名称":输入本次日常检查任务名称。

"下发对象":选择本次任务下发的市级(可多选)。

"任务时间"：选择任务开始和结束时间。

"指标分配"：选择本次任务下发的具体检查指标项（可多选）。

"专家或协管员"：系统自动加载。

"一级指标不分配说明"：由于指标项数量多，在进行任务下发检查时只需检查少数项目即可，选择需下发的指标后，需记录不分配指标说明信息。

用户录入任务信息完毕，点击"保存"。该任务就下发到该市的市卫健委管理人员。后续由该市卫健委管理人员进行任务再次分配下发。

"任务提醒"（选填）：设置周期提醒或定时提醒。任务下发后接收任务相关人员登录系统。页面右下角弹窗提醒用户进行任务检查。

（2）下发区县：省卫健委下发区县日常检查任务，操作步骤如下。

"任务名称"：输入本次日常检查任务名称。

"下发对象"：选择本次任务下发的区县（可多选）。

"任务时间"：选择任务开始和结束时间。

"指标分配"：选择本次任务下发的具体检查指标项（可多选）。

"专家或协管员"：系统自动加载。

"一级指标不分配说明"：由于指标项数量多，在进行任务下发检查时只需检查少数项目即可，选择需下发的指标后，需记录不分配指标说明信息。

用户录入任务信息完毕，点击"保存"。该任务就下发到该区县的卫健委管理人员。后续由该区县卫健委管理人员进行任务再次分配下发。

"任务提醒"（选填）：设置周期提醒或定时提醒。任务下发后接收任务相关人员登录系统。页面右下角弹窗提醒用户进行任务检查。

（3）下发医疗机构：省卫健委下发医疗机构日常检查任务，操作步骤如下。

"任务名称"：输入本次日常检查任务名称。

"下发对象"：选择本次任务下发的医疗机构（可多选）。

"任务时间"：选择任务开始和结束时间。

"指标分配"：选择本次任务下发的具体检查指标项（可多选）。

"专家或协管员"：系统自动加载。

"一级指标不分配说明"：由于指标项数量多，在进行任务下发检查时只需检查少数项目即可，选择需下发的指标后，需记录不分配指标说明信息。

用户录入任务信息完毕，点击"保存"。该任务就下发到医疗机构协管员。后续由该医疗机构协管员对任务进行检查或再次下发本医疗机构专家。

"任务提醒"（选填）：设置周期提醒或定时提醒。任务下发后接收任务相关人员登录系统。页面右下角弹窗提醒用户进行任务检查。

（4）下发本级专家：省卫健委下发本级专家日常检查任务，由本级专家对所选医疗机构进行检查，操作步骤如下。

"任务名称"：输入本次日常检查任务名称。

"下发对象"：选择本次检查的医疗机构（可多选）。

"任务时间"：选择任务开始和结束时间。

"专家组"：选择专家组（专家分组模块中创建）。

"指标分配"：选择专家组后自动加载，也可手动增加检查任务项。

"专家或协管员"：选择专家组后自动加载专家或协管员，也可手动修改。

"一级指标不分配说明"：选择专家组后自动加载配置好的专家组不分配指标说明。

用户录入任务信息完毕,点击"保存"。该任务就下发到任务检查专家组成员。由检查专家对医疗机构进行检查,检查完毕由任务下发人进行任务审核。

"任务提醒"(选填):设置周期提醒或定时提醒。任务下发后接收任务相关人员登录系统。页面右下角弹窗提醒用户进行任务检查。

2. 专项检查任务 进行专项检查,直接选择下发检查项,无须填写指标不分配说明。专项检查任务可下发市级、区县或医疗机构。

(1)下发市级:省卫健委下发市级专项检查任务,操作步骤如下。

"任务名称":输入本次专项检查任务名称。

"下发对象":选择本次任务下发的市级(可多选)。

"任务时间":选择任务开始和结束时间。

"指标分配":选择需下发的指标。

"专家或协管员":系统自动加载选择的市级"市卫健委"。

用户录入任务信息完毕,点击"保存"。该任务就下发到该市的"市卫健委"用户。由市卫健委进行任务再次下发分配。

"任务提醒"(选填):设置周期提醒或定时提醒。任务下发后接收任务相关人员登录系统。页面右下角弹窗提醒用户进行任务检查。

(2)下发区县:省卫健委下发区县专项检查任务,操作步骤如下。

"任务名称":输入本次专项检查任务名称。

"下发对象":选择本次任务下发的区县(可多选)。

"任务时间":选择任务开始和结束时间。

"指标分配":选择需下发的指标。

"专家或协管员":系统自动加载选择的区县"区卫健委"。

用户录入任务信息完毕,点击"保存"。该任务就下发到该区县的"区卫健委"用户。由区卫健委进行任务再次下发分配。

"任务提醒"(选填):设置周期提醒或定时提醒。任务下发后接收任务相关人员登录系统。页面右下角弹窗提醒用户进行任务检查。

(3)下发医疗机构:市卫健委下发医疗机构专项检查任务,操作步骤如下。

"任务名称":输入本次专项检查任务名称。

"下发对象":选择本次任务下发的医疗机构(可多选)。

"任务时间":选择任务开始和结束时间。

"指标分配":选择需下发的指标。

"专家或协管员":系统自动加载。

用户录入任务信息完毕,点击"保存",该任务就下发到该医疗机构协管员。

3. 需再次下发任务　市卫健委下发给本级专家检查后,任务下发人审核通过,如任务项中有不合格项,系统生成整改任务,此时需任务下发人在继续下发任务中,重新分配专家进行整改任务检查。操作步骤:查询需再次下发任务→点击"继续下发"→选择整改任务检查专家,选择后点击"保存",该任务下发给专家进行检查。

(三)待审核任务

待审核任务主要用于任务下发人(如省卫健委)通过日常检查,下发检查任务给本级专家。专家检查完毕后由任务下发人进行审核。

省卫健委审核下发本级专家检查任务。如专家任务检查中有不合格项,审核完毕后系统将自动生成整改任务,整改任务需市卫健委再次下发给专家进行检查。操作步骤:查询需审核任务信息

→点击"审核"→输入审核意见→输入完毕后点击"完成审批并通过"。

（四）已审核任务

省卫健委查看已审核任务信息，具体操作步骤如下。

1. 查询 操作步骤：搜索框中录入需查询的已审核任务信息→点击"查询"，即可查询已审核任务信息。

2. 查看 查看已审核任务详细信息。操作步骤：查询需查看任务信息→点击"查看"→点击"查看检查详情"，即可查看任务检查详细打分信息。

3. 生成报告 任务下发人（如省卫健委）审核任务后，在已审核中生成报告。操作步骤：点击"生成报告"→录入报告审核信息，点击"下载"，即可下载到本地电脑。

4. 上传报告 报告下载后，省卫健委可将该报告上传，点击"上传报告"后该医疗机构协管员可查看/下载该报告。操作步骤：点击"上传报告"→选择上传报告，上传完毕，点击"保存"，即完成报告上传。

（五）综合查询

1. 查询 可通过"任务名称""专家组名称""机构名称""任务下发部门""创建时间"等搜索"已完成任务"和"未完成任务"信息。

2. 查看 查询需查看的任务信息，点击"查看"进入任务详情页面，在任务详情页面中可查看任务的详细信息。

3. 修改 检查任务项已经下发给专家，但该专家还未进行检查，任务下发人（如市卫健委）可在本功能中对下发任务进行修改。操作步骤：查询需修改的任务项→点击"修改"→录入修改任务信息→录入完毕点击"保存"，即可重新将任务下发给对应专家。

4. 作废 任务下发人（如省卫健委）已经下发任务给专家，但该专家还未进行检查。此时省卫健委可使用作废功能，废除已下发任务。任务作废后,该任务不能继续进行检查操作。操作步骤:查询需作废任务→点击"作废"→弹窗中点击"确定",即可将下发任务作废。

(六)附件查看

按照要求医疗机构自查中针对"不合格项"需上传附件,在本功能中可对这些上传的附件进行管理。附件管理功能包括"查询""查看""下载",在任务执行过程中,专家查看医疗机构上传的附件信息可进行综合检查。

1. 查询　在搜索框中输入需查询的医疗机构名称或任务名称的附件信息,点击"查询"。若检查的医疗机构未上传附件,在附件管理中则无该医疗机构数据。

2. 查看附件　查询到相关附件后,点击"查看附件",即可查看在任务检查中专家上传的附件信息。点击"下载",可将附件下载到本地电脑。

(七)报告管理

报告管理模块可下载与当前账户相关的医疗机构上传的报告。如市卫健委可查询与当前账户相关的医疗机构上传的报告。操作步骤:查询需下载的报告→点击"下载"→下载后可在本地电脑打开报告。

三、医疗机构管理

医疗机构的管理由系统管理员执行,市卫健委在本功能中可查看全市所有医疗机构信息,可对放射性设备信息和其他信息进行修改。

(一)查询

市卫健委可查询全市所有医疗机构信息。操作步骤:在搜索框中输入需查询医疗机构信息→点击"查询"。

（二）查看

专家可查看医疗机构信息、基本情况、人员信息、放射性设备信息、诊疗科目、备注、其他信息。操作步骤：查询需查看医疗机构信息→点击"查看"，即可查看医疗机构详细信息→选择医疗机构模块信息→点击"生成二维码"，使用手机扫描二维码，可在手机上查看本医疗机构相关模块信息。

（三）添加

省、市、县（区）卫健委可利用本功能进行医疗机构信息添加。操作步骤：点击"添加"→输入待添加医疗机构信息（红色＊标注的为必填项）→对应系统医疗机构的机构，在系统维护"部门管理"中添加→录入完毕，点击"保存"，即可成功添加该医疗机构。

四、指标管理

指标管理包含"指标维护"和"指标查询"两大功能模块。"指标维护"由系统管理员进行维护，本节不做说明。

1. 指标查询　可查询、查看指标详细信息。在搜索框中输入需查询指标名称信息后点击"查询"，也可以点击左侧的树形结构菜单的指标大类名称进行查询。

2. 查看　查询需查看指标项后点击"查看"，即可查看该指标详细信息。

五、法律法规管理

法律法规管理包括"法律法规检索"和"法律法规维护"两大功能模块。"法律法规维护"功能由系统管理员进行维护，本节不做说明。

1. 法律法规检索　利用本功能可对指标检查项中涉及的法律法规信息进行查询和查看。

2. 查询 在搜索框中输入需查询的法律法规，点击"查询"，即可查询本系统中检查指标项涉及的法律法规相关信息，也可以通过左侧的树形结构菜单进行查询。

3. 查看 点击"查看"，即可查看该条法律法规项详细信息。

六、提醒管理

提醒管理分为"提醒列表"和"添加提醒"两大功能模块。

1. 提醒列表 提醒列表显示的是任务相关提醒信息，可通过"标题""任务时间""任务状态类型"进行查询，点击"查看"即可获得提醒任务详细信息。

2. 添加提醒 添加提醒用于省卫健委、市卫健委、区卫健委、医疗机构协管员、系统管理员添加提醒信息。添加完毕系统将自动推送给"提醒用户"，用户登录后会弹出提醒框，提醒用户进行任务检查。

七、统计分析

（一）基本情况统计

本功能主要用于统计全市所有医疗机构检查任务完成后的得分、检查指标总数、指标合格数量、指标不合格数量、整改指标合格数量、整改率以及检查指标合格率，可通过机构名称、区域、机构级别、任务名称、任务下发部门、任务状态等进行查询，统计情况可导出。

（二）检查情况汇总

本功能主要用于统计全市所有医疗机构自查的检查次数、合格次数、合格率、不合格次数、不适用次数、未开展次数，可通过机构名称、区域、机构级别、任务名称、任务下发部门、任务状态等进行查询，统计情况可导出。

（三）意见建议统计

本功能主要用于汇总统计全市所有医疗机构,专家对医疗机构进行检查后组长或任务下达人对检查任务的审核意见,可通过机构名称、区域、机构级别、任务名称、任务下发部门、任务状态等进行查询,统计情况可导出。

（四）医疗机构分数

本功能主要用于统计全市所有医疗机构专家对医疗机构大类指标检查中的得分情况。

在搜索框中输入需查询的医疗机构信息,点击"查询"即可,可通过机构名称、区域、机构级别、任务名称、任务下发部门、任务状态等进行查询,统计情况可导出。

（五）专家工作情况

本功能主要用于统计全市所有医疗机构专家针对大类指标的检查的打分情况。

在搜索框中输入需查询的医疗机构信息,点击"查询"即可,可通过机构名称、区域、机构级别、任务名称、任务下发部门、任务状态等进行查询,统计情况可导出。

（六）机构指标统计

本功能主要用于统计全市所有医疗机构的指标下发情况。

在搜索框中输入需查询的医疗机构信息,点击"查询"即可,可通过机构名称、机构级别、任务状态、任务开始时间等进行查询,统计情况可导出。

（七）自查全部合格机构

本功能主要用于统计全市所有医疗机构检查任务项全部合格医疗机构。可通过任务开始时间、机构名称、行政划分、机构级别等进行查询,统计情况可导出。

（八）整改任务量排行

本功能主要用于统计全市所有医疗机构下发指标后,任务检查中的不合格项,系统自动生成整改任务排名。

在搜索框中输入需查询的医疗机构信息,点击"查询"即可,可通过机构名称、机构级别、任务状态、任务开始时间等进行查询,统计情况可导出。

（九）整改情况统计

本功能主要用于统计全市所有医疗机构下发指标后,任务检查中的不合格项,系统自动生成整改任务,统计整改任务量。

在搜索框中输入需查询的医疗机构信息,点击"查询"即可,可通过机构名称、机构级别、任务状态、任务开始时间等进行查询,统计情况可导出。

（十）自查工作情况统计

本功能主要用于统计全市所有医疗机构协管员使用日常检查功能,对本机构日常工作检查的情况。可通过机构名称、任务开始时间、机构级别等进行查询,统计信息可导出。

八、系统维护

系统维护的主要功能包括:用户管理、角色管理、功能授权、组织机构、其他功能。其中用户管理是核心功能,主要用于对用户登录账户进行管理操作。

（一）部门信息

1. 添加 部门信息中可对医疗机构进行添加、删除、修改、查询,本系统医疗机构的添加主要由系统管理员进行维护操作。操作步骤:选择需添加医疗机构区县→选择该区县,点击"添加"→录入医疗机构部门信息,录入完毕点击"保存",即可成功添加部门。

2. 修改　各级卫健委及医疗机构管理员可对辖区或医疗机构的登录账户进行修改。部门信息修改后将影响已下发检查任务信息。操作步骤:查询需修改的部门信息→选择该部门→点击"修改"→录入修改部门信息,录入完毕点击"保存"。

（二）用户管理

1. 添加　各级卫健委及医疗机构管理员可对辖区或医疗机构的登录账户进行添加。操作步骤:点击"添加"→输入登录账户,账号可输入字母或数字,不支持中文→输入用户姓名→输入账号密码→输入电话号码→选择所属部门→选择所属角色（不同的角色具备不同的权限）→选择完毕点击"保存",即可成功添加用户。

2. 修改　各级卫健委及医疗机构管理员可对辖区或医疗机构的登录账户进行修改。操作步骤:点击"修改"→录入修改用户信息→录入完毕,点击"保存",即可成功修改用户信息。用户信息修改后该用户使用权限为修改后的权限。

3. 删除　各级卫健委及医疗机构管理员可对辖区或医疗机构的登录账户进行删除。用户删除后,将不能使用。操作步骤:点击"删除"→弹窗中点击"确定",即可删除用户。

（三）首页报表

1. 各区专项检查次数　该报表统计的是各区专项检查次数,通过点击"区名称"可打开或关闭该区统计数据,区名称为白色时显示该区统计数据,区名称为灰色时关闭该区统计数据。

2. 各医疗机构日常检查次数　该报表显示的是医疗机构完成的日常检查次数排名前五名,鼠标移动到不同颜色的图形中即可显示相关数据。

3. 不合格一级指标前五名占比情况　该报表显示的是医疗

机构不合格一级指标前五名统计结果,鼠标移动到不同颜色的图形中即可显示相关数据。

4. 各区专家人数统计　该图形报表显示的是各区具有的专家人数,鼠标移动到不同颜色的图形中即可显示相关数据。

5. 完成自查任务数量　该报表显示的是各区完成自查任务数量统计,鼠标移动到不同颜色的图形中即可显示相关数据。

（吴兵武）

第七章　中医药服务综合监管
典型案例评析

案例一　某中医理疗保健康复堂周某某非法行医案

【案情介绍】

被告周某某,男,1950 年 10 月 17 日出生,汉族,初中文化,个体户。被告周某某以个人经营形式于 2012 年 3 月 5 日设立某中医理疗保健康复堂,从事保健推拿、按摩理疗服务。据接受过治疗的患者反映,在某市某菜场附近看到一个专门治疗腰椎、颈椎、偏瘫、中风等病的店面,在治疗过程中,周某某使用药酒敷疗及针灸治疗。

某市卫生局在例行检查时发现被告经营的康复堂存在无证从事草药外敷、针灸等医疗活动行为,分别于 2012 年 7 月 9 日、2014 年 6 月 25 日作出罚款行政处罚决定。2014 年 7 月 9 日再次检查时,发现被告周某某仍在从事前述中医诊疗活动。2014 年 7 月 21 日,某市卫生局以被告周某某涉嫌非法行医罪移送某市公安局。

被告称已取得按摩资格,且办理了营业执照,在某菜场开设某中医理疗保健康复堂,为别人进行推拿、按摩、理疗(包括针灸、草药外敷)。被告曾因涉嫌进行非法医疗行为被某市卫生局处罚过多次。周某某知道进行医疗行为需要办理医疗机构执业许可证,但因自己没有大学文凭无法办证,自己亦没有医师执业资格;直至 2014 年 11 月 3 日侦查人员调查核实时,其仍在进行针灸、草药外敷等中医诊疗活动。被告一直认为针灸、草药外敷属于保健、理疗活动,属于正常的经营范围,不属于医疗行为,不构成犯罪。

法院判决,被告周某某在未取得医师执业资格及医疗机构执业许可证情况下,从事中医诊疗活动,在被多次行政处罚后,仍继续从事非法行医活动,情节严重,其行为构成非法行医罪,依法应予惩处。法院判决,被告周某某犯非法行医罪,判处拘役 5 个月,并处罚金 20000 元。

【案例评析】

1. 主体认定准确 本案的违法主体是被告周某某,其以个人经营形式设立某中医理疗保健康复堂,从事保健推拿、按摩理疗服务。

2. 案件证据收集与事实认定清楚 在例行检查时发现被告经营的某中医理疗保健康复堂存在无证从事草药外敷、针灸等医疗活动行为,分别于 2012 年 7 月 9 日、2014 年 6 月 25 日作出罚款行政处罚决定。2014 年 7 月 9 日再次检查时,发现被告周某某仍在从事前述中医诊疗活动。根据现场情况和接受过治疗的患者反映,证实了被告实施无证从事医疗活动行为。被告的辩称对其开设某中医理疗保健康复堂,为别人进行推拿、按摩、理疗(包括针灸、草药外敷)且因涉嫌进行非法医疗行为被某市卫生局处罚过多次的事实供认不讳,没有任何争议。

3. 行政处罚自由裁量适当 某市卫生局在例行检查时发现被告经营的某中医理疗保健康复堂存在无证从事草药外敷、针灸等医疗活动行为,分别于 2012 年 7 月 9 日、2014 年 6 月 25 日作出罚款行政处罚决定。2014 年 7 月 9 日再次检查时,发现被告周某某仍在从事前述中医诊疗活动。2014 年 7 月 21 日,某市卫生局以被告周某某涉嫌非法行医罪移送某市公安局。

【思考建议】

1. 中医诊疗活动的认定 根据《医疗机构管理条例实施细

则》的规定,诊疗活动是指通过各种检查,使用药物、器械及手术等方法,对疾病作出判断和消除疾病、缓解病情、减轻痛苦、改善功能、延长生命、帮助患者恢复健康的活动。

根据《关于打击非法行医专项行动中有关中医监督问题的批复》(国中医药办法监发〔2014〕9号)的规定,中医诊疗活动是指以疾病诊断和治疗为目的,在中医理论指导下通过各种检查,使用药物、技术、器械及手术等方法,对疾病作出判断和消除疾病、缓解病情、减轻痛苦、改善功能、延长生命、帮助患者恢复健康的活动。非医疗机构及其人员在经营活动中不得使用针刺、瘢痕灸、发泡灸、牵引、扳法、中医微创类技术、中药灌洗肠以及其他具有创伤性、侵入性或者高危险性的技术方法;不得开具药品处方;不得宣传治疗作用;不得给服务对象口服不符合《既是食品又是药品的物品名单》《可用于保健食品的物品名单》规定的中药饮片或者《保健食品禁用物品名单》规定禁用的中药饮片。

对违反规定的行为,应当按照《医师法》《医疗机构管理条例》等有关法律法规进行处理。涉嫌犯罪的,依法移送司法机关。

2. 本案中中医诊疗活动的认定 本案中,被告周某某在未取得医师执业资格及医疗机构执业许可证情况下,通过开设中医理疗保健康复堂,以治疗疾病为目的,为患者进行推拿、按摩、理疗(包括针灸、草药外敷)的治疗,符合中医诊疗活动的定义。诊疗活动的定义是针对疾病和以治疗为目的的,在卫生监督执法过程中应加以明确。实践中,如确实存在无法断定是否为诊疗活动的情况,建议可在全面收集证据的前提下,提请卫生行政部门组织权威专家组予以认证。

(雷鸣)

案例二　枝江市某药房未经备案擅自开办中医诊所执业案

【案情介绍】

根据举报,枝江市卫生健康局于 2021 年 9 月 1 日依法查明枝江市某药房的违法事实:①该药房未取得中医诊所备案证;②该药房自 2021 年 8 月 21 日至 2021 年 9 月 1 日,聘用持有中医类别医师执业证书的刘某先后为 7 名患者开展中医诊疗活动,开具中药饮片处方笺 7 张,共收费 2621 元。另查明:枝江市某药房的投资人为王某;刘某持有的中医类别医师执业证书注册地点为某市门诊部。在本案调查中,投资人王某退还了全部违法所得 2621 元。

枝江市卫生健康局以枝江市某药房的行为违反《中医药法》第 14 条第二款、《中医诊所备案管理暂行办法》第 4 条规定,依据《中医药法》第 56 条第一款、《中医诊所备案管理暂行办法》第 20 条规定,参照《湖北省卫生健康行政处罚自由裁量权指导标准》(以下简称《裁量标准》)的规定,给予罚款 10000 元的行政处罚,同时责令其立即停止执业活动。2021 年 11 月 3 日,当事人缴纳了罚款。2021 年 11 月 3 日经执法人员回访,枝江市某药房已停止中医诊疗活动,本案结案。另外,枝江市卫生健康局对刘某进行立案调查,依照《执业医师法》给予警告的行政处罚。

【案件评析】

本案系一例"无证坐堂行医"的典型案例。执法人员在调查取证中,收集该药房的营业执照、投资人王某的居民身份证、刘某的医师执业证书,查明了行政处罚对象的基本情况。对现场实施检查并制作检查笔录;对患者张某、店长薛某、投资人王某、执业人员刘某进行询问并制作询问笔录;拍摄了执业人员刘某正在为患者进行脉诊的现场照片,以及使用血压计、听诊器的现场照片;使用执法记录仪对执法全过程进行了记录,查明了违法事实经过。同时收集 7 张处方笺,确定了违法数额。本案现场笔录、询问笔录、书证、物证和视听资料等形成完整的证据链,已经做到违法事实清楚、证据确实充分。

1. 本案适用法律正确　合法的医疗执业行为,执业医疗人员应当持有医师执业证书,医疗服务机构也应当持有医疗机构执业许可证。由于《中医坐堂医诊所管理办法(试行)》于 2017 年 12 月 29 日被废止,药房如果要提供中医药服务,应当符合《中医诊所基本标准》,房屋相对独立,并通过备案取得备案凭证。本案枝江市某药房在没有取得备案凭证的条件下开展中医执业活动的行为,违反《基本医疗卫生与健康促进法》《执业医师法》《中医药法》和《医疗机构管理条例》的规定,属于法律竞合。应根据《立法法》明确规定的"上位法优于下位法""特别法优于一般法"和"新法优于旧法"的法律适用规则,并符合《行政处罚法》第 29 条规定的"同一个违法行为违反多个法律规范应当给予罚款处罚的,按照罚款数额高的规定处罚"规则。

2. 对本案刘某行政处罚的法律适用规则和自由裁量　《基本医疗卫生与健康促进法》第 99 条第一款是对"未取得医疗机构执业许可证擅自执业的"违法行为规定的行政处罚,《执业医师法》第 39 条是对"未经批准擅自开办医疗机构或者非医师行医的"违法行为规定的行政处罚。虽然两个法条均指向"未取得医疗机构执业许可证擅自执业",但前者是针对一般医疗行为的"一般法",后者是针对医疗执业人员的"特别法",依照"特别法优于一般法"的法律适用规则,应当适用《执业医师法》对本案刘某作出行政处罚。同时,刘某已经取得中医类别医师执业证书,资质条件符合《中医诊所备案管理暂行办法》规定且行为没有造成严重后果,应当从轻处罚。因此,枝江市卫生健康局对刘某给予警告的行政处罚是正确合理的。

3. 对本案枝江市某药房行政处罚的法律适用规则和自由裁量 本案枝江市某药房的违法行为处理,是基于其违反国家法律规定医药行政管理制度。因此,应当适用特别法《中医药法》对本案枝江市某药房的违法行为作出处理。其中应当正确认识中医诊所备案管理的 3 个关键点:

(1)正确把握备案范围:备案是指向主管机关报告事由存案以备查考的法律制度。《中医诊所备案管理暂行办法》第 2 条规定:本办法所指的中医诊所,是在中医药理论指导下,运用中药和针灸、拔罐、推拿等非药物疗法开展诊疗服务,以及中药调剂、汤剂煎煮等中药药事服务的诊所。不符合上述规定的服务范围或者存在不可控的医疗安全隐患和风险的,不适用本办法。

(2)设立中医诊所条件:《中医诊所备案管理暂行办法》第 5 条规定,举办中医诊所应当具备下列条件:个人举办中医诊所的,应当具有中医类别医师资格证书并经注册后在医疗、预防、保健机构中执业满 3 年,或者具有中医(专长)医师资格证书;法人或者其他组织举办中医诊所的,诊所主要负责人应当符合上述要求。

符合前款规定范围的中医诊所,即可以通过备案程序取得执业资格,否则构成违法。一般认为:只有符合以上两个条件,才能依照《中医药法》第 56 条规定进行处罚,其他违反卫生行政许可行为的情形,仍然应当依照《基本医疗卫生与健康促进法》第 99 条第一款的规定实施处罚。然而,《中医药法》第 56 条所指"举办中医诊所应当备案而未备案"的情形,是否属于《基本医疗卫生与健康促进法》第 99 条第一款所指"未取得医疗机构执业许可证擅自执业的"的情形,执法实践中并未形成统一意见。

我们认为:《中医药法》第 14 条第二款和《中医诊所备案管理暂行办法》第 4 条所指"举办中医诊所应当备案而未备案"的情形,不是《基本医疗卫生与健康促进法》第 99 第一款所指"未取得医疗机构执业许可证"的情形。依照"特别法优于一般法"的法律适用规则,适用《中医药法》对本案枝江市某药房的违法行为作出行政处罚是正确的。同时,本案枝江市某药房的 7 张处方笺均为中药饮片,服务范围没有违反《中医诊所备案管理暂行办法》规定,也没有造成损害患者人身健康的后果,可以从轻处罚。故对枝江市某药房给予罚款 10000 元的行政处罚,自由裁量得当。

(3) 本案违法数额的正确处理:《行政处罚法》第 28 条第二款规定:当事人有违法所得,除依法应当退赔的外,应当予以没收。如果依法没收违法所得,应当清晰地界定为"所得",即违法行为人已经取得违法利益。本案调查过程中,某药房投资人王某主动退还了违法所得 2621 元,即违法行为人没有取得违法利益。此时,如果再没收违法所得实质上已经没有没收标的了。因此,枝江市卫生健康局没有作出没收违法所得的行政处罚决定是正确的。

【思考建议】

1. 联合执法形成合力,夯实筑牢联动机制　由于药品经营单位由市场监督管理部门监管,在日常的监督检查中发现无证坐堂行医比较受限,需要联合检查。开展执法检查时,可以采取明察暗访、随机抽查等多种执法方式,严厉打击假冒中医名义非法行医、发布虚假违法中医中药广告以及制售假冒伪劣中药行为,形成部门联动、齐抓共管的工作局面,推动医药市场联合监管工作机制有效落实。

2. 堵疏结合进行引导,高度重视民生利益　从客观实际来看,经批准设立的药房如果具有医疗专业人员给予指引,对消费者正确选择药品具有重要作用,因此,落实执业药师制度非常重要。但直接引入中医医师坐堂医,而不单独设立备案中医诊所,不符合现有法律规范。有条件的药品经营机构,可以尝试在药店旁边利用单独房屋设立备案制中医诊所,鼓励有执业资质的中医专业技术人员,特别是富有经验的中医医师坐诊从事中医执业活动及咨询服务,以方便广大患者多渠道就医。

3. 注意普及卫生法律,切实加强宣传培训 可以利用报纸、电视、微信公众号等载体和形式宣传卫生法律知识,向医疗机构、医药执业人员和患者普及《基本医疗卫生与健康促进法》《中医药法》《中医备案诊所暂行管理办法》等法律知识,强化医药从业人员的责任意识、风险意识和自律意识,提高执业人员和医疗机构依法行医意识,从而远离非法行医,而且还要让广大群众,特别是患者要知法、懂法,不到非法行医的场所就医。

(曾滔　向阳　童丽　向涛)

案例三　某中西医结合妇产医院未遵循医疗质量安全管理制度案

【案情介绍】

2021年10月22日,武汉市卫生计生执法督察总队接省卫健委批转的"关于武汉某某医院重大违法违规医疗事故案件"投诉信后,立即成立专案调查组进行深入调查。2021年10月26日立案调查后查实:①武汉某某中西医结合妇产医院对黄某某实施辅助生殖技术第一周期内(2020年8月20日)其"丈夫"曾某某明显未到法定结婚年龄,未严格执行《人类辅助生殖技术规范》规定;针对黄某某辅助生殖技术一个周期内(促排卵)两天三次取卵,且第三周期术前检查缺失,2021年10月14日对黄某某实施取卵术未取到卵时未见原因分析记录资料,违反了医院制定的人类辅助生殖技术管理操作常规,存在未严格遵守医疗卫生诊疗相关规范、常规的行为。②未按规定实施首诊负责制、会诊制度、三级医师查房制度、病历管理制度、疑难病例讨论制度等医疗质量安全管理制度，存在未按规定实施医疗质量安全管理制度的行为。③病历书写中存在入院记录缺现病史内容、取卵手术记录内容有空项等行为，急会诊或抢救会诊未在抢救后6小时内将会诊处置情况书写在病程中的行为，不符合《病历书写基本规范》相关要求，存在未按规定填写病历资料、未按规定补记抢救病历的行为。④2021年10月14日上午、下午两次对黄某某实施取卵术以及抢救过程中行气管插管措施未签署知情同意书，存在未按规定告知患者病情、医疗措施、医疗风险、替代医疗方案的违法行为。

该医院存在医疗质量安全管理制度落实不到位，未按规定实施医疗质量安全管理制度（首诊负责制、会诊制度、三级医师查房制度、病历管理制度、疑难病例讨论制度），未按规定告知患者病情、医疗措施、医疗风险、替代医疗方案，未按规定填写、保管病历资料，未按规定补记抢救病历，以及诊疗行为不规范等。其行为违反了《医疗纠纷预防和处理条例》第9条、第13条、第15条的规定，依据《医疗纠纷预防和处理条例》第47条第（一）、（二）、（四）、（九）项的规定，参照《湖北省卫生健康行政处罚自由裁量权指导标准》序号38严重违法情节，给予该医院警告、罚款人民币50000元的行政处罚。

对涉案医务人员的处理：①邱某某，第三周期术前检查缺失，未正确评估患者的基础状况，违反了医院制定的操作规程。同时还存在未落实疑难病例讨论制度，未按规定填写病历资料，未按规定告知患者病情、医疗措施、医疗风险、替代医疗方案等行为，违反了《医疗纠纷预防和处理条例》第9条、第13条、第15条的规定，依据《医疗纠纷预防和处理条例》第47条第（一）、（二）、（四）、（九）项的规定，由于此周期造成患者死亡，参照《湖北省卫生健康行政处罚自由裁量权指导标准》序号38属于严重违法情节，给予当事人警告、处以50000元罚款，并暂停6个月执业活动的行政处罚。

②皮某,审核患者与其"丈夫"身份信息把关不严,没有落实首诊负责制,同时还存在未按规定填写病历资料的行为。其行为违反了《医疗纠纷预防和处理条例》第9条、第15条的规定,应依据《医疗纠纷预防和处理条例》第47条第(一)、(四)项的规定,给予当事人警告、处以20000元罚款的行政处罚。③周某,抢救过程中行气管插管措施未签署知情同意书,存在未按规定填写病历资料(外院专家会诊后申请医师未在病程记录中记录会诊意见)的行为。其行为违反了《医疗纠纷预防和处理条例》第9条、第13条、第15条的规定,应依据《医疗纠纷预防和处理条例》第47条第(二)、(四)项的规定,给予当事人警告、处以20000元罚款的行政处罚。④杨某某,在患者住院期间存在未按规定填写病历资料等的行为,违反了《医疗纠纷预防和处理条例》第9条、第15条的规定,应依据《医疗纠纷预防和处理条例》第47条第(四)项的规定,给予当事人警告、处以10000元罚款的行政处罚。⑤傅某某,在患者住院期间存在未按规定填写病历资料等的行为,违反了《医疗纠纷预防和处理条例》第9条、第15条的规定,应依据《医疗纠纷预防和处理条例》第47条第(四)项的规定,给予当事人警告、处以10000元罚款的行政处罚。

【案例评析】

1. 本案在调查中涉及较多医疗质量管理、诊疗行为规范方面的问题 在调查取证过程中,执法人员多次组织省、市医疗专家(专业涉及辅助生殖、急诊、重症、麻醉、病案管理等)对患者治疗过程中的诊疗行为进行鉴定,全面调查了该医院在日常工作及制度落实情况、科室层面医疗质量管理、患者抢救过程、对患者实施人类辅助生殖技术诊疗行为、病历书写规范问题等各方面的情况,调查取证全面,证据充分。对本案的有关问题咨询市司法局、区法院、律师的意见,案件办理中经过了市卫生健康委重大案件集体讨论、重大案件法制审核程序,办案程序规范。同时对涉案的 5 名医务人员根据责任不同,分别予以行政处罚。

2. 法律适用和裁量　《医疗事故处理条例》第 20 条规定"卫生行政部门接到医疗机构关于重大医疗过失行为的报告或者医疗事故争议当事人要求处理医疗事故争议的申请后,对需要进行医疗事故技术鉴定的,应当交由负责医疗事故技术鉴定工作的医学会组织鉴定;医患双方协商解决医疗事故争议,需要进行医疗事故技术鉴定的,由双方当事人共同委托负责医疗事故技术鉴定工作的医学会组织鉴定。"该事件发生后,死者家属与医院签订了"尸体解剖告知书"不同意尸检,并与医院签订了"和解协议书",由于医患双方协商解决该事件,未提出医疗事故技术鉴定,因此无法对医疗事故进行鉴定,无法认定事故等级和情节,也无法认定该医院诊疗行为与患者死亡之间有无因果关系。

为了严谨办案流程及法律适用,对本案焦点征求了某市司法局、某区法院的意见,并经武汉市卫健委法制处审核同意,委办公会集体通过。对该医院的违规行为,适用《医疗纠纷预防和处理条例》予以警告、并处 50000 元罚款的行政处罚,按照《湖北省卫生健康行政处罚自由裁量权指导标准》的规定,对该医院的违规行为按最严重情形给予顶格处罚。对涉案的 5 名医务人员的处罚,经向上级主管部门汇报,根据医务人员责任不同,适用《医疗纠纷预防和处理条例》对主责医师邱某某作出警告、罚款 50000 元、暂停执业活动 6 个月的顶格处罚,其他医务人员分别作出警告、罚款 10000～20000 元的行政处罚。

3. 情节严重的认定　由于本案专家意见多是共识,且不具备法律效力,不能作为行政处罚的直接依据。为严谨办案,在多方征求律师意见的同时,对本案焦点有关问题征求了司法局、区法院的意见。司法局认为,医院对黄某某死亡一事给予 80 万元的巨额赔偿情况本身就说明,对患者死亡有一定责任,与造成患者死亡结果有法律上因果关系,同时事件造成不良社会影响舆情事实存在,应当认定为造成严重后果。区法院认为,接受辅助生殖技术的患者入院时是年轻的身体健康人员,因医院对其实施诊疗过程中预见性不足,造成患者在医院死亡,且法律明确规定,事实婚姻不是合法婚姻,而由此引发的"未婚女性取卵死亡"的舆情造成了恶劣的社会影响,应参照严重违法情节造成严重后果处理。

结合案情,我们认为黄某某作为一名年轻健康的人去医院进行人类辅助生殖技术治疗,同日常年纪大的、本身有很多基础性疾病的患者不同,而目前因开展人类辅助生殖技术而死亡的病例全国范围内较少见,虽然事发后,医院与患者家属达成和解协议,无法从尸检的层面证明医院存在医学方面的责任,但从案件调查结果来看,医院虽然采取一些措施,但在此事件中存在过错,未能阻止患者黄某某死亡结果的发生,且社会影响恶劣,后果严重,应当认定当事人的违法行为造成严重后果。

【思考建议】

本案是因实施人类辅助生殖技术引起的相关事件,调查中涉及医疗专业较多、面较广,如医疗质量管理、病历书写、人类辅助生殖技术操作规范、急诊急救、重症、信息化等相关专业,这对执法人员带来新的挑战,需借助相关医疗专家的专业能力才能完成医疗技术、诊疗行为规范及管理层面的调查取证工作。本案通过邀请专家参与监督执法案件查办的方式,充分发挥医疗卫生专家的专业技术优势,为监督执法工作提供技术支撑,有效提升精准执法水平,体现医疗卫生监督执法专业性才能适应新形势下医疗卫生服务领域内现代监管的要求。

面对当前迅猛发展的医疗技术带来的医疗监督执法涉及面广与执法人员数量相对不足、医学专业知识欠缺等新矛盾,卫生监督执法部门要不断创新工作思路,深挖卫生健康系统内部管理资源,通过借力相关医疗质量控制中心等技术服务机构和专家人员,建立"监督执法＋专业指导"的模式,推动医疗机构监管服务效能显著提升。

(许进彪)

案例四　西医内科诊所中医师开展中医医疗服务案

【案情介绍】

2019 年 4 月 9 日,襄阳市卫生健康委员会执法人员在对襄城区李某某诊所现场检查发现,该诊所医疗机构执业许可证核定诊疗科目为西医内科(门诊),诊所内却设有中药柜、中药架、中药饮片、自动煎药机等中医药设施;在该诊所诊察桌上发现两张执业医师李某某为患者开具的中药饮片处方。

现场调取证据:①李某某临床类别的医师资格证书、医师执业证书复印件各 1 份;②李某某中医类别的医师资格证书复印件 1 份;③李某某为患者甲开具的中药饮片处方 1 份;④李某某为患者乙开具的中药饮片处方 1 份;⑤李某某高级中医锤击师证书复印件 1 份;⑥李某某水针刀微创技术研修班合格证书复印件 1 份;⑦李某某诊所医疗机构执业许可证复印件。

通过合议认为,李某某诊所的行为违反了《医疗机构管理条例》第 27 条"医疗机构必须按照核准登记或者备案的诊疗科目开展诊疗活动"的规定,依据《医疗机构管理条例》第 47 条"违反本条例第二十七条规定,诊疗活动超出登记或者备案范围的,由县级以上人民政府卫生行政部门予以警告,责令其改正,并可以根据情节处以 3000 元以下的罚款,情节严重的,吊销其医疗机构执业许可证",《医疗机构管理条例实施细则》第 80 条第一款"除急诊和急救外,医疗机构诊疗活动超出登记的诊疗科目范围,情节轻微的,处以警告;有下列情形之一的,责令其限期改正,并可处以3000元以下罚款:①超出登记的诊疗科目范围的诊疗活动累计收入在3000元以下;②给患者造成伤害规定进行处罚。最终给予:①警告;②罚款人民币1000元的行政处罚,并责令李某某诊所立即改正违法行为。

【案例评析】

本案中,因李某某取得了中医类别医师资格证书并通过培训取得高级中医锤击师证书、水针刀微创技术研修班合格证书,合议人员就其能否开展中医药诊疗活动发生分歧。

第一种观点认为,依据《国家中医药管理局关于转发〈河南省中医药管理局关于临床类别执业医师从事中医药服务有关问题的批复〉》(国中医药医政综合便函〔2011〕89号)(以下简称《批复》)"参加过中医药知识培训和中医药适宜技术推广培训的临床类别执业医师,在临床工作中提供相应的中医药服务,不应认定为超出注册执业类别和范围执业"的规定,李某某持有中医类别的医师资格证书,接受了中医技能培训,可以从事中医诊疗活动。

第二种观点认为,《执业医师法》第14条第二款"未经医师注册取得执业证书,不得从事医师执业活动"的规定,李某某虽持有中医类别医师资格证书,但未经注册,不得开展中医类别执业活动。李某某持有高级中医锤击师证书、水针刀微创技术研修班合格证书,按照《批复》"参加过中医药知识培训和中医药适宜技术推广培训的临床类别执业医师,在临床工作中提供相应的中医药服务,不应认定为超出注册执业类别和范围执业"的规定,李某某经过"中医锤击""水针刀"等技术培训,在不考虑培训机构是否符合相关要求和其执业医疗机构类别及核准登记科目的情况下,李某某也只能提供相应的"中医锤击""水针刀"项目的服务。另外,在本案中,李某某诊所医疗机构执业许可证只登记了西医内科(门诊)一个诊疗科目,其使用中医药技术对患者开展诊疗活动,是典型的超出了登记的诊疗科目范围。

合议最终采用了第二种意见对该诊所实施了行政处罚。

【思考建议】

本案案情并不复杂,案件办理中的分歧主要是对《批复》的理解不够深入。2022年3月1日起施行的《医师法》第14条第四款规定"经考试取得医师资格的中医医师按照国家有关规定,经培训和考核合格,在执业活动中可以采用与其专业相关的西医药技术方法。西医医师按照国家有关规定,经培训和考核合格,在执业活动中可以采用与其专业相关的中医药技术方法",为推进中西医结合技术临床运用提供了法制保障。但在具体执法过程中,不能片面考虑只要是"经培训和考核合格",中医医师或西医医师就可以随意使用中西医(药)技术方法开展执业活动,其执业行为仍必须按照注册的执业地点、执业类别、执业范围开展。只有结合其执业医疗机构登记类别、诊疗科目等因素进行充分考虑,在实施行政处罚过程中,才能做到适用法律依据正确,处罚适当。

(雷明生　江杰　张明)

案例五　某某县人民医院违反血液储存规定案

【案情介绍】

2014年11月11日,某某市卫生监督执法机构对某某县人民医院进行了监督检查,卫生监督执法人员在该院输血科现场检查时发现:①输血科设置储存血液冰箱一台。第一层A型血液格内存放A型悬浮红细胞10袋,第二层B型血液格内存放B型悬浮红细胞 3 袋,第三层 O 型血液格内存放 O 型悬浮红细胞 7 袋,第四层 AB 型血液格内存放 AB 型悬浮红细胞 1 袋,第五层存放重组乙型肝炎疫苗 1 mL×20 μg×1 支 2 盒、ABO 血型反定型试剂盒 1 盒,第六层存放用黄色医疗废物包装袋包装的档案袋 1 个,袋内有微创科的药品,现场拍摄照片 3 张。②输血科设置储存冰冻血浆的低温冰箱一台。第一层、第二层存放 A 型冰冻血浆 1000 mL,第三层存放 B 型冰冻血浆 3750 mL,第四层标有 B 型冰冻血浆抽屉内存放征兵体检的血清样品 200 人份,第五层、第六层存放 O 型冰冻血浆 1650 mL,现场拍摄照片 3 张。

为将事实进一步调查清楚,卫生监督执法人员分别调查询问了医院分管院长、检验科主任以及 1 名输血科工作人员,3 人在调查中均承认将用于储存合格血液的专用冰箱存放本科室个人的重组乙型肝炎疫苗、本科室的 ABO 血型反定型试剂盒、其他科室的药品、征兵体检的血清样品的事实,并对现场检查拍摄的 6 张照片进行了确认。同时制作了现场检查笔录、询问笔录。

以上检查调查取得的证据充分证实了该院违反了《献血法》《医疗机构临床用血管理办法》《临床输血技术规范》的相关规定,卫生监督执法人员当场下达"卫生监督意见书",责令该院立即改正。

具体而言,该院上述行为违反了《献血法》第 12 条的规定,同时,依据《献血法》第 20 条规定,对该院作出了行政处罚的决定:①警告;②罚款人民币 7000 元整。

【案件评析】

本案是一起医疗机构违反《献血法》《医疗机构临床用血管理办法》《临床输血技术规范》的典型案件,认定的事实清楚,证据确凿充分,适用的法律法规正确,处罚适当。

1. 事实清楚,证据确凿充分 医疗机构不按规定储存临床用血的违法事实和证据是容易发现和取得的,一般较为直观,在检查现场就能发现。但是,如何将检查中发现的违法事实进行认定和证据固定,形成闭环才是关键。

对本案中的医疗机构未按照《献血法》《医疗机构临床用血管理办法》《临床输血技术规范》规定,将其他物品与经检测合格待用的血液、冰冻血浆一起存放在专用储血冰箱内的违法事实,卫生监督执法人员采用了现场检查拍照及照片确认、核查血液出入库、核对登记有关资料和对 3 名相关医务人员询问调查取证等方式,结合查实的其他相关证据,进一步锁定了其违法事实,做到了认定事实清楚、证据确凿充分。

2. 法律适用正确,处罚适当　本案中,该院输血科虽然设置有用于储血的专用设施,但实际上该设施并没有做到储血专用,而是将其他物品存放其中,且品种杂、数量多,显然不符合《献血法》第 12 条"临床用血的包装、储存、运输,必须符合国家规定的卫生标准和要求",《医疗机构临床用血管理办法》第 16 条第一款"医疗机构接收血站发送的血液后,应当对血袋标签进行核对。符合国家有关标准和要求的血液入库,做好登记;并按不同品种、血型和采血日期(或有效期),分别有序存放于专用储藏设施内"的规定。同时,其也不符合《临床输血技术规范》第 23 条"储血冰箱内严禁存放其他物品;每周消毒一次;冰箱内空气培养每月一次,无霉菌生长或培养皿(90 mm)细菌生长菌落<8 CFU/10 分钟或<200 CFU/m³ 为合格"的规定。

根据《献血法》《医疗机构临床用血管理办法》对该院进行行政处罚,法律适用正确。鉴于当事人的上述违法行为没有造成重大危害后果,根据某某省卫生行政处罚自由裁量权指导规则及标准的规定,对该院作出如下行政处罚:①警告;②罚款人民币 7000元整。

【思考建议】

虽然《献血法》《医疗机构临床用血管理办法》《临床输血技术规范》已经颁布实施多年,但是一些医疗机构在临床用血管理和应用过程中,仍然存在一些不规范的行为。因此,在切实保障临床用血安全和医疗质量方面卫生监督执法工作任重道远。

1. 加强对医疗机构临床用血监督管理,落实医疗机构依法执业自我管理主体责任 按照《献血法》《医疗机构临床用血管理办法》《临床输血技术规范》相关规定要求,一是督促医疗机构法定代表人认真履行临床用血管理第一责任人的职责;二是督促医疗机构加强临床用血管理,将其作为医疗质量管理的重要内容,完善组织建设,建立健全岗位责任制,制定并落实相关规章制度和技术操作规程;三是落实医疗机构依法执业自我管理主体责任,促进医疗机构加强依法执业风险管理,完善风险识别、评估和防控措施,及时消除隐患,最终达到医疗机构自治的目的。

2. 充分运用有效监督管理措施,规范临床用血行为 目前在临床用血管理方面,已经形成《献血法》《医疗机构临床用血管理办法》《临床输血技术规范》及其相关标准等行之有效的管理体系,但是在监督执法实践过程中,法律法规在措施和手段的具体规定上存在缺陷,尤其在处罚措施上威慑性更显不足。因此,就需要充分运用有效的监管措施来进行弥补,主要是以"信用+监管"为依托,实施医疗机构和医务人员不良执业行为记分制度,注重结果的运用,将记分结果作为卫生健康行政部门对医疗机构进行许可校验、等级评审、专科建设、评先评优,医务人员职称晋升、职务任免等工作的重要依据,真正起到"对守信者一路畅通,让失信者寸步难行"的威慑作用。

(陈聪　刘凯)

案例六　某某康复医院有限公司未依照规定进行精神药品专册登记案

【案情介绍】

2020 年 5 月 14 日,十堰市卫生健康委员会执法人员对十堰某某康复医院有限公司麻精药品管理情况进行现场监督检查,抽查病历、麻精药品处方及麻精药品专用账册时发现:①未按照规定对第二类精神药品处方进行专册登记。住院患者袁某某 2020 年 4 月 17 日 19:50 时开具的临时医嘱单:阿普唑仑片,0.8 mg,口服,执行时间 19:50,执行人景某,处方医师姜某某。比对该机构麻醉药品、第二类精神药品处方专用登记册时该时段未见相关登记。②使用非专用处方开具第二类精神药品,现场见 2 张使用普通处方开具第二类精神药品阿普唑仑的处方。③第二类精神药品单张处方超过 7 日常用量且未注明理由,现场见 5 张开具第二类精神药品阿普唑仑,用量为 10 天,且医师未注明理由的处方。检查当日,执法人员调取了病历、麻精药品处方及麻精药品专用账册等相关证据复印件,同时下发了监督意见书,责令改正,同时要求机构加强麻精药品管理。

经进一步调查核实,并对相关人员进行询问得知,2019 年 10 月 31 日该机构因未按规定对第二类精神药品进行处方专册登记的行为,已被十堰市卫生健康委员会给予了警告的当场行政处罚,并责令其限期改正违法行为。最终确定事实如下:未按照规定对第二类精神药品处方进行专册登记;使用非专用处方开具第二类精神药品;第二类精神药品单张处方超过 7 日常用量且未注明理由。

经合议,认定当事人未按照规定进行精神药品专册登记,逾期不改的行为违法事实清楚、证据确凿。该行为违反了《麻醉药品和精神药品管理条例》第 40 条第一款、第 41 条及《处方管理办法》第 23 条第三款、第 51 条的规定,依据《麻醉药品和精神药品管理条例》第 72 条第(二)项、《处方管理办法》第 55 条的规定,对当事人作出罚款 7000 元的行政处罚。当事人放弃陈述申辩和听证权,自觉履行处罚决定。

【案件评析】

麻精药品是我国依法依规实行特殊管理的药品,其不规范地连续使用易产生依赖性、成瘾性,若流入非法渠道则会造成严重社会危害甚至违法犯罪。卫生健康执法机构多次开展医疗机构麻精药品专项整治行动,通过案件的查办力度,对医疗机构起到了较好的警示作用,促使医疗机构更加规范、合理使用麻精药品。

1. 违法主体认定准确　通过调取十堰某某康复医院有限公司营业执照、法定代表人万某某身份证复印件等,可以认定本案的当事人为十堰某某康复医院有限公司。

2. 违法事实清楚,证据确凿　通过 2019 年 10 月 31 日、2020 年 5 月 14 日现场笔录,2019 年 10 月 31 日当场行政处罚决定书,该医院业务院长李某某询问笔录,药师叶某询问笔录,麻醉药品、第二类精神药品处方专用登记册复印件,住院患者长期医嘱单复印件、门诊处方等,可以认定十堰某某康复医院有限公司存在以下违法事实:①未依照规定对第二类精神药品处方进行专册登记,逾期不改正;②使用非专用处方开具第二类精神药品;③第二类精神药品单张处方超过 7 日常用量且未注明理由。

3. 法律适用准确,自由裁量适当　2019 年 10 月 31 日执法人员已发现该机构存在未依照规定进行精神药品专册登记行为,给予警告的当场行政处罚,并责令其限期改正违法行为。2020 年 5 月 14 日检查又发现同样违法事实,本案属于逾期不改正情节。其行为违反《麻醉药品和精神药品管理条例》第 41 条及《处方管理办法》第 51 条的规定,依据《麻醉药品和精神药品管理条例》第 72 条第(二)项、《处方管理办法》第 55 条的规定处罚,参照《湖北省卫生健康行政处罚自由裁量权指导标准》序号 65 规定和既往同类案件处罚标准,按照一般违法类型裁量,对当事人作出罚款 7000 元的行政处罚。

针对该机构其他违法违规行为的处理。使用非专用处方开具第二类精神药品。因无证据证明该行为造成严重后果,故以卫生监督意见书形式责令整改;第二类精神药品单张处方超过 7 日常用量且未注明理由行为,违反了《处方管理办法》第 23 条第三款、《麻醉药品和精神药品管理条例》第 40 条第一款的规定,依据《处方管理办法》第 57 条第(二)项、《执业医师法》第 37 条第(七)项规定,已另案对处方开具医师下达警告的当场行政处罚决定书。

【思考建议】

按照《医疗机构麻醉药品、第一类精神药品管理规定》的有关规定,国家对麻醉药品、第一类精神药品处方专册登记的内容作出了明确的要求,却未对第二类精神药品处方专册登记的内容作出明确的要求。为进一步规范管理,建议明确第二类精神药品处方专册登记的内容。

随着生活节奏的不断加快和社会竞争日趋激烈,人们精神压力越来越大,精神药品需求量也随之增大,相对于管理较严的麻醉药品和第一类精神药品,第二类精神药品容易出现滥用、非法买卖等情况,所以加强第二类精神药品的管理迫在眉睫。建议依据《湖北省医疗机构麻醉药品和第一类精神药品管理办法》《医疗机构麻醉药品、第一类精神药品管理规定》《麻醉药品、第一类精神药品购用印鉴卡管理规定》等相关规定,把第二类精神药品也按照麻醉药品和第一类精神药品进行管理。

(胡晓凌　雷植名)

案例七 某医疗美容有限公司非法行医案

【案情介绍】

2018年1月21日傍晚六时许,B市卫生局接群众举报,声称A市某公司工作人员在B市某酒店客房秘密开展微整形手术。B市卫生局立即指派执法人员联合公安、食药监等部门执法人员一同赶赴现场,联合取证调查,对现场予以有效控制,及时调取了酒店的监控录像和有关手机通话信息,并对现场发现的医疗器械、药品、收费单据、顾客登记本等重要物证、书证等立即采取证据先行登记保存措施予以固定保存。经进一步的调查核实,查明某公司虽在A市取得医疗机构执业许可证,但擅自改变执业地点,指派工作人员到B市某酒店客房处,相继为4名顾客非法实施了线雕术、玻尿酸注射、肉毒素注射除皱术等医疗美容整形活动,共收取顾客费用112360元。

某公司未取得医疗机构执业许可证在B市某酒店内非法开展医疗美容,其行为违反了《医疗机构管理条例》第24条的规定,经合议和重大案件集中讨论程序,B市卫生行政部门依照《医疗机构管理条例》第44条的规定,对其下达行政处罚事先告知书,告知当事人依法享有陈述申辩权利,当事人明确放弃陈述申辩,对拟处罚的事实和处罚内容没有任何争议。2018年1月31日,下达了行政处罚决定书,给予没收非法所得112360元、没收非法执业药品器械,并处10000元罚款的行政处罚。行政处罚决定书直接送达给当事人,当事人签收后,于当日自觉履行全部行政处罚决定,本案顺利结案。

【案例评析】

1. 主体认定准确 相较于其他常见的非法行医案,本案的特殊性在于,本案的违法主体是取得了工商营业执照和医疗机构执业许可证的法人组织。作为规范各类医疗机构管理的重要行政法规,《医疗机构管理条例》明文规定医疗机构执业许可证是医疗机构依法执业的唯一法律凭证,并明确规定医疗机构改变名称、场所、主要负责人、诊疗科目、床位,必须向原登记机关办理变更登记。医疗机构不可擅自收扩增执业地点。2004年《卫生部关于对非法采供血液和单采血浆、非法行医专项整治工作中有关法律适用问题的批复》中规定,医疗机构未经批准在登记的执业地点以外开展诊疗活动的,按照《医疗机构管理条例》第44条(新《医疗机构管理条例》第43条)予以处罚,即以非法行医处罚。最终该案以工商营业执照上登记的主体作为承担行政处罚的主体。

2. 案件证据收集与事实认定清楚 接到群众举报后,卫生执法人员迅速行动,联合公安、食药监等职能部门,一同赶赴现场,进行全面布控。对现场发现的医疗器械、药品、收费单据、顾客登记本等重要物证、书证等,执法人员采取证据先行登记保存措施予以全面保存,关键证据得以锁定,并在规定期限内作出决定,将保存的涉案物品作为物证随案转移。根据现场发现的情况,执法人员一方面通过现场笔录与书证、物证相印证,另一方面及时询问8名现场人员,初步证实了该公司在此实施了医疗美容行为。掌握关键证据后,即掌握了执法办案的主动权,执法人员顺藤摸瓜数次找到当事人进行详细询问。面对已掌握大量人证、物证、书证的执法人员,当事人对其在酒店开展医疗美容活动的事实供认不讳,没有任何争议,为下一步的行为定性和法律适用奠定重要事实基础。

3. 没收违法所得证据充分 根据实定法,没收包括没收违法所得及没收非法财物两个法定种类。违法所得是指违法行为人通过违法行为取得但实际在其控制和支配下的财产。违法所得的法理基础为"不能允许任何人从自己的错误中获得利益",但行政处罚中关于违法所得应当如何认定,实地法中对此问题没有具体规定。实务中主要有两种观点,一种为扣除成本说,认为违法所得即扣除成本后的利润部分;另一种观点为包含成本说,认为违法所得是指包括成本和利润在内的全部总收入。如《卫生部法监司关于对〈医疗机构管理条例〉中"非法所得"含义解释的答复》指出,《医疗机构管理条例》第 44 条中"非法所得"指未取得医疗机构执业许可证擅自执业的人员或机构在违法活动中获取的包括成本在内的全部收入。在卫生行政处罚案件中,当事人有违法主观故意,如扣除违法成本,有纵容违法之嫌。就技术操作而言,扣除违法成本操作难度非常大,如执法人员任意解释,法律规定可能被架空,执法办案也难以起到警示震慑作用。在本案中,当事人在接受询问时,承认陆续为 4 名顾客实施了医疗美容活动,共计收费 112360 元的事实,有关陈述有银行收款记录作为凭证,并与举报人提供的证人证言、转账记录等相一致,能相互印证。为此,执法人员予以采信,并按该数额计算本案的违法所得予以没收。

【思考建议】

1. 本案中的疑难问题 本案在查处时,现场微整形手术已结束,微整形手术医师已离开涉案现场,后调查得知从事微整形手术的张医师是 A 市某公司临时聘请的在澳门注册的执业医师,后卫生监督员多次打电话与其联系,均无人接听。经与 A 市某公司联系,他们表示该张医师已离开,现也无法联系上。现只能将张医师非法执业的情况移交给省局作进一步调查处理。根据《香港、澳门特别行政区医师在内地短期行医管理规定》第 3 条规定:"港澳医师在内地短期行医应当按照本规定进行执业注册,取得港澳医师短期行医执业证书"。此次涉案的张医师为澳门特别行政区注册的医师,执业前并未在当地注册,未取得港澳医师短期行医执业证书,涉案人离开后,加大了调查处理的难度,建议将港澳医师纳入《医师法》统一管理范畴。

2. 本案中的成功做法——联合执法　联合执法对本案成功查处起到了关键作用：卫生局、公安、食药监三个部门紧密配合，特别是公安部门的参与，能及时有效控制涉案人员和现场，能及时调取查看监控录像、嫌疑人手机通话记录等关键证据，并给嫌疑人带来较大的精神压力，使得嫌疑人能及时主动配合调查。因此，当我们遇到重大或较复杂案件时，应让公安等部门提前介入，为查办案件提供更为有利的条件。

3. 本案的法律适用问题　该案的发生时间为 2018 年，处罚依据是《医疗机构管理条例》和 2004 年《卫生部关于对非法采供血液和单采血浆、非法行医专项整治工作中有关法律适用问题的批复》，而针对"非法行医"卫生行政部门于 2020 年 6 月 1 日和 2022 年 3 月 1 日先后施行了《基本医疗卫生与健康促进法》《医师法》，2022 年 5 月 1 日对《医疗机构管理条例》重新修订实施。《基本医疗卫生与健康促进法》和《医师法》均为法律，属于上位法，新修订的《医疗机构管理条例》第 43 条也明确规定，未取得医疗机构执业许可证擅自执业的，依照《基本医疗卫生与健康促进法》的规定予以处罚，基于上位法优于下位法和新法优于旧法原则，自 2020 年 6 月 1 日后同类案件的处罚依据《基本医疗卫生与健康促进法》予以处罚。

（夏军霞　龚作池）

案例八　某中医诊所使用非卫生技术人员从事医疗卫生技术工作案

【案情介绍】

2022 年 3 月 11 日，某卫生健康行政执法人员在某中医诊所现场检查中发现:①该单位执业人员张某持有中医类别医师执业证书,证书中执业地点显示为省外,主要执业机构为某省外心脑血管医院;②注射室旁一间面积约 30 平方米的房间内有 1 台型号为"DHXC-Ⅰ型"的移动式高频医用诊断 X 射线机,检查床旁有一套 C 形臂数字影像系统,但现场未出示放射诊疗许可证;③操作室台面上有使用后的针刀和一次性注射器,黑色垃圾袋内有棉签等医疗废物。执法人员当场制作了现场笔录和卫生监督意见书,并拍照取证。

卫生健康行政执法人员分别对涉案人员乐某、张某进行询问调查,结合现场证据核实发现以下情况:①该单位于 2021 年 7 月购买 1 台型号为"DHXC-Ⅰ型"的移动式高频医用诊断 X 射线机用于针灸定位,执法人员现场未发现相关收费记录或凭证,其使用该设备开展放射诊疗工作未进行设备性能检测和场所评价;②使用后的针刀、一次性注射器、棉签等物品未按照类别分置于专用包装物或者容器;③该单位自 2022 年 2 月起使用未经注册到本机构的人员张某开展诊疗活动,现场未能查获张某开具的处方笺;张某本人出示其中医类别医师执业证书,证书中执业地点显示为省外,主要执业机构为某省外心脑血管医院。

经调查核实,某中医诊所上述行为违反了《医疗机构管理条例》第 28 条、《放射诊疗管理规定》第 16 条第二款和第 40 条、《医疗废物管理条例》第 16 条第一款的规定,依据《医疗机构管理条例》第 48 条、《放射诊疗管理规定》第 38 条第(一)项、《职业病防治法》第 69 条第(二)项、《医疗废物管理条例》第 46 条第(二)项的规定,参考《湖北省卫生健康行政处罚自由裁量权指导标准》给予该单位以下行政处罚:①使用非卫生技术人员从事医疗卫生技术工作,罚款 2000 元;②未取得放射诊疗许可从事放射诊疗工作,给予警告、罚款 900 元;③违反项目建设卫生审查、竣工验收有关规定,给予警告;④未将医疗废物按照类别分置于专用包装物或者容器,给予警告、罚款 2000 元。四项合并,给予某中医诊所警告、罚款 4900 元的行政处罚。同时,依据《医师法》对张某未按照注册的执业地点执业的违法行为另案查处。2022 年 5 月 25 日对该中医诊所和张某分别下达行政处罚事先告知书,告知当事人依法享有陈述申辩权利,当事人明确放弃陈述申辩,对拟处罚的事实和处罚内容没有任何争议。2022 年 6 月 6 日,下达了行政处罚决定书,并直接送达给当事人。当事人签收后,上述案件以当事人自觉履行结案。

【案例评析】

1. 一案双罚 依据《医师法》对个人处罚,《医师法》自 2022 年 3 月 1 日正式施行,本案中张某未按照注册的执业地点执业的行为违反了《医师法》第 14 条"医师经注册后,可以在医疗卫生机构中按照注册的执业地点、执业类别、执业范围执业,从事相应的医疗卫生服务"的规定。该案中张某虽然取得医师执业证书,但医师执业证书的执业地点为省外,卫生行政执法部门针对该诊所执业人员张某的违法行为依据《医师法》第 57 条规定给予张某警告、罚款 10000 元的行政处罚。该案适用《医师法》处罚,法律适用得当,也是《医师法》实施以来该市首例对医师个人未变更执业地点的行政处罚,起到了以案说法和宣传贯彻《医师法》的积极效果。

2. 多案合并处罚,自由裁量适当 该案中某中医诊所存在 4 个违法行为,执法人员依据法律法规和《湖北省卫生健康行政处罚自由裁量权指导标准》,使用 1 名非卫生技术人员从事医疗卫生技术工作定性为轻微,处以 3000 元以下的罚款;未取得放射诊疗许可从事 X 射线影像诊断工作的定性为轻微,给予警告,可以并处 900 元以下罚款;医疗机构未按规定开展建设项目卫生审查、竣工验收的,首次发生定性为轻微,给予警告;未将医疗废物按照类别分置于专用包装物或者容器,首次发现定性为轻微,可给予警告,处 5000 元以下罚款。最终给予某中医诊所警告、罚款 4900 元的行政处罚，符合相关法律法规的规定。对 4 个违法行为进行了分别裁量，然后对处罚金额进行相加给予最后的处罚结果，这是执法人员在处理多个违法事实常用的处理方式。

3. 运用综合监管，开展联合惩戒　按照相关规范，对一案双罚的 2 个案件按要求通过智慧卫监管理平台进行上报，并分别在该市卫生健康执法支队网站、互联网＋监管信息平台及该省信用网站等予以公示。同时，该市卫生健康监督执法机构对涉案的医疗机构和医务人员分别下达了医疗机构不良执业行为通知书和医务人员不良执业行为记分通知书，给予不良执业行为记分。充分运用综合监管方式开展联合惩戒，达到"一处违法，处处受限"的目的，进一步提高违法违规行为成本，促使医疗机构和医务人员加强依法执业意识。

【思考建议】

医师未变更执业地点的法律适用要慎重。《医疗机构管理条例实施细则》第 88 条规定，卫生技术人员是指按照国家有关法律、法规和规章的规定取得卫生技术人员资格或者职称的人员。2017年 4 月 1 日施行的《医师执业注册管理办法》第 7 条规定："医师执业注册内容包括：执业地点、执业类别、执业范围。执业地点是指执业医师执业的医疗、预防、保健机构所在地的省级行政区划和执业助理医师执业的医疗、预防、保健机构所在地的县级行政区划。"按照该条例规定，医师的执业地点应该为省级。《医师法》第 57 条规定："违反本法规定，医师未按照注册的执业地点、执业类别、执业范围执业的，由县级以上人民政府卫生健康主管部门或者中医药主管部门责令改正，给予警告，没收违法所得，并处一万元以上三万元以下的罚款；情节严重的，责令暂停六个月以上一年以下执业活动直至吊销医师执业证书。"在该案中张某已取得医师执业证书,但医师执业证书上的执业地点在省外,适用《医师法》进行了处罚。但今后对医师未变更执业地点的处罚要慎重,特别是对省内未变更执业机构的医师建议不适用《医师法》处罚。

（夏军霞　祝佳晥）

案例九　医师周某某未按照规定填写病历资料案

【案情介绍】

2021 年 10 月 21 日,监督员龙某和管某某对位于荆州市沙市区某医院进行疫情防控督导检查,抽查病历时发现:①对患者行左肾切除术未进行术前讨论。患者郑某某(床号 49 号,管床医师周某某)于 2021 年 10 月 13 日 14 时 35 分至 16 时 45 分在该院行后腹腔镜左肾切除术,病历中未查见术前讨论记录,查电脑 HIS 系统也未见术前讨论记录。②未真实填写查体数据,病历资料存在病程记录不客观、不真实情况。病历中 2021 年 10 月 14 日、15 日、16 日、19 日、21 日病程记录的查体数值均为 T 36.8 ℃、P 72 次/分、R 18 次/分、BP 110/85 mmHg,病程记录签名医师为周某某,与"三测单"数据不相符。检查当日,执法人员要求医院提供该患者当日已完成的所有病历资料,进行了证据固定,同时下发监督意见书,责令改正,同时要求医院加强病历管理。

经进一步调查核实,并对相关人员进行询问,最终确定事实如下:已经实施术前讨论,但未及时书写术前讨论记录;管床医师周某某承认患者郑某某的数据是从第一日病程中复制粘贴,未填写真实查体数值。

经合议,认定当事人未按照规定填写病历资料违法事实清楚、证据确凿。该行为违反了《医疗纠纷预防和处理条例》第 15 条第一款的规定,依据《医疗纠纷预防和处理条例》第 47 条第(四)项的规定,对当事人作出了给予警告、罚款 12000 元的行政处罚。当事人放弃陈述申辩和听证权,自觉履行处罚决定。

【案例评析】

本案是一起通过检查 18 项核心制度之术前讨论制度发现的案件线索,案情较为复杂,值得分析讨论。

1. 事实认定清楚,法律适用准确 本案最初线索指向"对患者实施手术未开展术前讨论",这是典型的违反 18 项核心制度的案件。检查当日,患者已完成手术数日,查病历未见"术前讨论"记录,查医院病历管理 HIS 系统,也未见"术前讨论"。从检查情况几乎可以得出"未实施术前讨论实施手术"的结论。为保证办案的严谨性,执法人员分别对管床医师周某某、手术医师(第一手术者并不是管床医师周某某)、实习医师冯某进行了询问,均表示开展了术前讨论。在分开询问的前提下,各自的回答在时间、地点、参加人、讨论内容等要素都吻合。据此,不能牵强地认定为"未开展术前讨论",因为"术前讨论记录"只是"术前讨论"的一个记录载体,没有"术前讨论记录"并不能百分之百确定"没有实施术前讨论"这个法定行为。经合议后,认定为未按规定及时书写术前讨论记录。因违法行为认定发生了变化,法律适用也应有所调整。如果认定为未按规定实施术前讨论,违反了《医疗纠纷预防和处理条例》第 10 条,应按照《医疗纠纷预防和处理条例》第 47 条第(一)项,即"未按规定制定和实施医疗质量安全管理制度"处理。如果认定为未及时书写病历资料,违反了《医疗纠纷预防和处理条例》第 15 条第一款,按照《医疗纠纷预防和处理条例》第 47 条第(四)项,即"未按规定填写、保管病历资料,或者未按规定补记抢救病历"处理。从案件中可以看出执法人员心思缜密、逻辑清晰、条理清楚,适用法律正确。

2. 证据收集充分,自由裁量适当　本案中患者是行左肾切除术,属于重大手术。执法人员考虑到可能会违反其他的医疗质量核心制度,如手术分级管理制度、手术安全核查制度等,在认定违法事实过程中均进行了核查。在收集基本的证据同时,还收集了该医师的"手术分级管理目录"和"医师授权级别目录"加以印证。在自由裁量上,考虑到一无纠纷,二无事故,三无损害,同时参考支队以往同类案由案件裁量尺度,做到了"同由同罚"。

3. 主体认定准确,责任划分清楚　对于适用《医疗纠纷预防和处理条例》第 47 条予以处罚的,通常涉及对机构与人员的"双罚"情形。对于主体认定,应明确未按规定填写病历资料的责任是医疗机构的还是医务人员个人的。及时、客观书写病历是医师的职责与义务,《医疗机构病历管理规定(2013 年版)》《医疗机构病历书写规范(2016 年版)》等规章中对病历书写规范都有明确要求,同时《医师法》第 24 条也明确规定,医师实施医疗、预防、保健措施,签署有关医学证明文件,必须亲自诊查、调查,并按照规定及时填写病历等医学文书。本案中,管床医师周某某没有及时填写病历,是违法的主体,应当承担相应的法律责任。执法人员收集了该机构关于病历书写规范(医疗文书)及相关规定要求培训资料、医院病历质量检查通报记录、医院病历质量管理制度、住院病历管理制度、术前讨论制度等资料,印证其已经履行了培训义务。

【思考建议】

适用《医疗纠纷预防和处理条例》第 47 条予以处罚时,常涉及对机构与人员的"双罚"情形,在主体认定、法律适用时监督执法人员须注意以下问题。

(1) 在查处违反 18 项核心制度案件时,通常适用第 47 条第(一)项"未按规定制定和实施医疗质量安全管理制度",这里强调的是未按规定"制定"和"实施"。医疗机构制定成册且正在实施的核心制度,若与《医疗质量安全核心制度要点》要求不符,可视为"未按规定制定",不落实或者落实不到位可视为"未按规定实施"。

(2)对机构与人员进行"双罚",具体是"医疗机构"的责任,还是"医务人员个人"的责任,还是双方都有责任,执法人员在调查取证的时候要加以体现和明确,并收集相关证据资料,同时在案件合议中作出充分讨论说明,尤其是当一份病历涉及多位医师的时候应更加注意。

(3)《医疗纠纷预防和处理条例》第 47 条第(一)项与第(四)项有部分交叉重叠,适用的时候需要多方考虑。18 项核心制度里面有一项"病历管理制度",要求医疗机构应当建立住院及门急诊病历管理和质量控制制度,严格落实国家病历书写、管理和应用相关规定,建立病历质量检查、评估与反馈机制。医疗机构病历书写应当做到客观、真实、准确、及时、完整、规范,并明确病历书写的格式、内容和时限。就本案而言,适用第 47 条第(一)项规定并无不妥,适用第(四)项规定则指向性与针对性更加明确。

(龙兵　管晓丽)

案例十　制度案例:中医医疗技术临床应用管理的制度构建

国家中医药管理局办公室、国家卫生健康委办公厅于 2022 年 1 月 4 日发布的《关于规范医疗机构中医医疗技术命名　加强中医医疗技术临床应用管理的通知》指出,中医医疗技术是中医临床服务的重要手段,对于彰显特色,提高疗效发挥着重要作用;医疗机构应当按照《医疗技术临床应用管理办法》及其他法律法规和规章制度的要求,开展与其技术能力相适应的中医医疗技术服务,保障临床应用安全,降低医疗风险,并对本机构中医医疗技术临床应用和管理承担主体责任。目前,许多医疗机构尚未建立起完善的中医医疗技术临床应用管理制度体系及实施方案,对中医医疗技术实施明确的分级管理工作仍处于探索之中。为了引导医疗机构加强对中医医疗技术临床应用的管理,这里选取《武汉市中医医院中医医疗技术临床应用管理实施方案(讨论稿)》作为制度建设有益探索的案例,供中医药服务综合监管工作参考及医疗机构学习借鉴。

武汉市中医医院中医医疗技术临床应用
管理实施方案(讨论稿)

为加强中医医疗技术临床应用管理,促进中医医疗技术发展和规范临床应用,提高中医临床疗效,保障医疗安全,现制定武汉市中医医院中医医疗技术临床应用管理实施方案,具体内容如下。

一、工作目标

通过规范中医医疗技术临床应用管理,不断提升现有中医医疗技术水平,拓展中医医疗技术适用范围,促进中医医疗技术发展进步,提高临床疗效,保障医疗质量与安全。

二、组织领导

(1)在医院医疗质量与安全管理委员会下设立中医医疗技术临床应用管理专委会,形成院领导牵头,分管领导具体负责,各职能部门抓落实的管理体系。中医医疗技术临床应用管理专委会设立管理组,办公室地点设在医务部,负责日常工作。

(2)同时成立中医医疗技术临床应用专家组,各临床科室主任为病区中医医疗技术临床应用管理工作第一责任人。

三、工作内容

(一)完善中医医疗技术临床应用管理制度

根据国家发布的有关卫生法律、法规和规章,在《武汉市中医医院中医医疗技术临床应用管理办法》基础上,拟定《武汉市中医医院中医医疗技术临床应用管理实施方案(讨论稿)》,逐步完善中医医疗技术临床应用管理制度,包括目录管理、分级管理、医师授权、质量控制、档案管理、动态评估等,保障中医医疗技术临床应用质量和安全。

(二)实施中医医疗技术分级管理

参照国家中医药管理局发布的《中医医疗技术手册(2013普及版)》,根据技术的风险高低、操作难易程度,以及临床使用等情况,将中医医疗技术分为高风险级、低风险级两级,拟定《武汉市中医医院中医医疗技术分级目录(讨论稿)》。对目录内的技术进行分级管理,医院对高风险级中医医疗技术进行重点管理,低风险级中医医疗技术根据中医医疗技术临床应用管理专委会授权开展科室自我管理。

(三)开展中医医疗技术授权与临床应用能力审核

对中医医疗技术资质认定实行考核审批制,由科室初审后,提交至中医医疗技术临床应用管理专委会审核,对医务人员中医医疗技术资格分级授权实施动态化管理,并开展高风险级中医医疗技术临床应用能力技术审核工作。科室开展中医医疗技术临床应用应当符合其诊疗科目,具有专业技术人员、相应的设备、设施和质量控制体系,并遵守相关技术临床应用管理规范。中医医疗技术临床应用管理专委会每两年度进行医务人员中医医疗技术能力再评价再授权。

(四)规范中医医疗技术临床应用质量管理

建立中医医疗技术档案,对中医医疗技术定期进行安全性、有效性和合理应用情况的评估。科室对本科室开展的中医医疗技术建立中医临床应用技术个人档案。严格按照技术操作规范进行培训和考核,考核包括过程考核和结业考核,中医医疗技术临床应用管理专委会对中医医疗技术临床应用情况及考核进行监督管理。

(五)加强中医医疗技术临床应用监督管理

科室应当及时、准确、完整地报送高风险级技术开展情况数据信息(病例数据应当在患者出院后次月 15 日前完成报送),同时每年对开展的高风险级技术的不良事件进行汇总、上报和分析,并加大中医医疗技术临床应用的数据信息分析和反馈力度。医务部对全院各科室中医医疗技术临床应用情况实施监督管理,对相关信息进行收集、分析和反馈,并将结果应用于科室、医务人员绩效考核、评优评先等工作。对于违反中医医疗技术临床应用管理相关规定,按照现行卫生法律、法规和规章的规定执行,并与医师不良执业记分管理挂钩。

附件 1

武汉市中医医院中医医疗技术临床应用管理办法

第一章 总则

第一条 为加强中医医疗技术临床应用管理,促进医学科学发展和医疗技术进步,保障医疗质量和患者安全,维护人民群众健康权益,根据有关法律法规,制定本办法。

第二条 本办法所称中医医疗技术,是指我院及其医务人员以诊断和治疗疾病为目的,对疾病作出判断和消除疾病、缓解病情、减轻痛苦、改善功能、延长生命、帮助患者恢复健康而采取的中医学专业手段和措施,包括中医适宜技术及气功类功法(按《医疗气功管理暂行规定》管理)。

本办法所称中医医疗技术临床应用,是指将经过临床研究论证且安全性、有效性确切的中医医疗技术应用于临床,用以诊断或者治疗疾病的过程。

第三条　我院医务人员开展中医医疗技术临床应用应当遵守本办法。

第四条　中医医疗技术临床应用应当遵循科学、安全、规范、有效、经济、符合伦理的原则。

安全性、有效性不确切的中医医疗技术，不得开展临床应用。

第五条　建立中医医疗技术临床应用负面清单管理制度，对禁止临床应用的中医医疗技术实施负面清单管理，对部分需要严格监管的中医医疗技术进行重点管理。

第六条　医院对中医医疗技术临床应用和管理承担主体责任，开展的中医医疗技术服务应当与我院技术能力相适应。

医院主要负责人是我院中医医疗技术临床应用管理的第一责任人。

第二章　中医医疗技术负面清单管理

第七条　具有下列情形之一的，作为需要重点加强管理的医疗技术（以下简称高风险级技术），由医院临床应用技术专委会严格管理：

（一）技术难度大、风险高，对医疗机构的服务能力、人员水平有较高专业要求，需要设置限定条件的；

（二）需要消耗稀缺资源的；

（三）涉及重大伦理风险的；

（四）存在不合理临床应用，需要重点管理的。

高风险级技术目录及其临床应用管理规范由医院中医医疗技术临床应用管理专委会制定发布或者委托专业组织制定发布，并根据临床应用实际情况予以调整。

第八条　对高风险级技术实施备案管理。对拟开展高风险级技术临床应用的,按照相关医疗技术临床应用管理规范进行自我评估,符合条件的可以开展临床应用,并于开展首例临床应用之日起 15 个工作日内,向我院医务部申报备案。备案材料应当包括以下内容:

（一）开展临床应用的高风险级技术名称和所具备的条件及有关评估材料;

（二）中医医疗技术临床应用管理专委会和伦理委员会论证材料;

（三）技术负责人资质证明材料。

医务部自收到完整备案材料之日起 15 个工作日内完成备案。

第九条　未纳入高风险级技术目录的医疗技术,各科室根据自身功能、任务、技术能力等自行决定开展临床应用,并应当对开展的中医医疗技术临床应用实施严格管理,建立个人技术档案。

第十条　拟开展存在重大伦理风险的医疗技术,应当提请我院伦理委员会审议,必要时可以咨询省级和国家医学伦理专委会。未经我院伦理委员会审查通过的医疗技术,特别是高风险级技术,不得应用于临床。

第三章　管理与控制

第十一条　医院医疗质量管理委员会下设中医医疗技术临床应用管理专委会,由医务、质量管理、药学、护理、院感、设备等部门负责人和具有高级技术职务任职资格的临床、管理、伦理等相关专业人员组成。该专门组织的负责人由医疗机构主要负责人担任,由医务部负责日常管理工作,主要职责:

（一）根据医疗技术临床应用管理相关的法律、法规、规章,制定中医医疗技术临床应用管理制度并组织实施;

（二）审定中医医疗技术临床应用管理目录并及时调整;

（三）对首次应用的中医医疗技术组织论证，对已经临床应用的中医医疗技术定期开展评估；

（四）定期检查中医医疗技术临床应用管理各项制度执行情况，并提出改进措施和要求；

（五）省级以上卫生行政部门规定的其他职责。

第十二条　建立中医医疗技术临床应用管理制度，包括目录管理、分级管理、医务人员授权、质量控制、档案管理、动态评估等制度，保障中医医疗技术临床应用质量和安全。

第十三条　开展中医医疗技术临床应用应当具有符合要求的诊疗科目、专业技术人员、相应的设备、设施和质量控制体系，并遵守相关技术临床应用管理规范。

第十四条　制定中医医疗技术临床应用管理目录并及时调整，对目录内的技术进行分级管理。

第十五条　依法准予医务人员实施与其专业能力相适应的中医医疗技术，并为医务人员建立中医医疗技术临床应用管理档案，纳入个人专业技术档案管理。

第十六条　建立医务人员高风险级中医医疗技术授权与动态管理制度，根据医务人员的专业能力和培训情况，授予或者取消相应的具体权限。

第十七条　建立中医医疗技术临床应用论证制度。对已证明安全有效，但属我院首次应用的医疗技术，应当组织开展技术能力和安全保障能力论证，通过论证的方可开展医疗技术临床应用。

第十八条　建立中医医疗技术临床应用评估制度，对高风险级中医医疗技术的质量安全和技术保证能力进行重点评估，并根据评估结果及时调整中医医疗技术临床应用管理目录和有关管理要求。对存在严重质量安全问题或者不再符合有关技术管理要求的，要立即停止该项技术的临床应用。

根据评估结果,及时调整医务人员相关中医医疗技术临床应用权限。

第十九条 为医务人员参加医疗技术临床应用规范化培训创造条件,加强中医医疗技术临床应用管理人才队伍的建设和培养。

加强首次在本医疗机构临床应用的中医医疗技术的规范化培训工作。

第二十条 开展的高风险级技术目录、高风险级技术临床应用情况应当纳入院务公开范围,主动向社会公开,接受社会监督。

第二十一条 在医疗技术临床应用过程中出现下列情形之一的,应当立即停止该项医疗技术的临床应用:

(一)该医疗技术被国家卫生健康委员会列为"禁止类技术";

(二)从事该中医医疗技术的主要专业技术人员或者关键设备、设施及其他辅助条件发生变化,不能满足相关技术临床应用管理规范要求,或者影响临床应用效果;

(三)该中医医疗技术在应用过程中出现重大医疗质量、医疗安全或者伦理问题,或者发生与技术相关的严重不良后果;

(四)发现该项中医医疗技术临床应用效果不确切,或者存在重大质量、安全或者伦理缺陷。

出现第(一)项、第(二)项、第(三)项情形,属于高风险级技术的,应及时取消相应医疗技术临床应用备案。

出现第(四)项情形的,应当立即将有关情况向武汉市卫生健康委员会和湖北省卫生健康委员会报告。

第四章 培训与考核

第二十二条 建立医疗技术临床应用规范化培训制度,拟开展高风险级技术的医务人员按照相关技术临床应用管理规范要求接受规范化培训。

第二十三条 申请参加培训的医务人员应当符合相关医疗技术临床应用管理规范要求。

第二十四条　参加培训的医务人员完成培训后应当接受考核。考核包括过程考核和结业考核。

第二十五条　对医院作出统一培训要求以外的医疗技术,各科室自行进行规范化培训。

第五章　监督管理

第二十六条　各临床科室按照要求,及时、准确、完整地向医院医疗技术临床应用信息化管理平台逐例报送高风险级技术开展情况数据信息。

第二十七条　医院建立医疗机构医疗技术临床应用情况评分制度,与医疗机构、医务人员不良执业记分管理挂钩,并将评分结果应用于医院评审、评优、临床重点专科评估等工作。

第二十八条　医院将经备案开展高风险级技术临床应用的科室及人员名单相关信息及时向社会公布,接受社会监督。

第六章　法律责任

第二十九条　对于违反中医医疗技术临床应用管理相关规定,按照现行卫生法律、法规和规章的规定执行,并与医务人员不良执业记分管理挂钩。

第七章　附则

第三十条　医院自本办法公布之日起按照本办法及相关医疗技术临床应用管理规范进行自我评估。不符合要求或者不按照规定备案的,不得再开展该项医疗技术临床应用。

第三十一条　本办法自 2022 年 8 月 1 日起施行。

武汉市中医医院

2022 年 7 月 30 日

附件 2

武汉市中医医院中医医疗技术分级目录（讨论稿）

类别	项目	操作权限	分级
一、针刺类技术（眼部、颈部、胸背部操作为高风险级）	1. 毫针技术	医	低风险级
	2. 头针技术	医	低风险级
	3. 耳针技术	医	低风险级
	4. 腹针技术	医	低风险级
	5. 眼针技术	医	高风险级
	6. 手针技术	医	低风险级
	7. 腕踝针技术	医、护	低风险级
	8. 三棱针技术	医	低风险级
	9. 皮内针技术	医	低风险级
	10. 火针技术	医	低风险级
	11. 皮肤针技术	医	低风险级
	12. 芒针技术	医	低风险级
	13. 鍉针技术	医	低风险级
	14. 穴位注射技术	医、护	低风险级
	15. 埋线技术	医	高风险级
	16. 平衡针技术	医	低风险级
	17. 醒脑开窍技术	医	低风险级
	18. 靳三针技术	医	低风险级
	19. 电针技术	医	低风险级
	20. 贺氏三通技术	医	低风险级
	21. 浮针技术	医	低风险级

续表

类别	项目	操作权限	分级
二、推拿类技术	1. 皮部经筋推拿技术	医	低风险级
	2. 脏腑推拿技术	医	低风险级
	3. 关节运动推拿技术	医	低风险级
	4. 关节调整推拿技术	医	低风险级
	5. 经穴推拿技术	医	低风险级
	6. 导引技术	医	低风险级
	7. 小儿推拿技术	医、护	低风险级
	8. 器械辅助推拿技术	医	低风险级
	9. 膏摩技术	医	低风险级
三、刮痧类技术	1. 刮痧技术	医、护	低风险级
	2. 放痧技术	医	低风险级
	3. 撮痧技术	医	低风险级
	4. 砭石治疗技术	医、护	低风险级
四、拔罐类技术	1. 拔罐(留罐、闪罐、走罐)技术	医、护	低风险级
	2. 药罐技术	医、护	低风险级
	3. 刺络拔罐技术	医	低风险级
	4. 针罐技术	医	低风险级
五、灸类技术	1. 麦粒灸技术	医、护	低风险级
	2. 隔物灸技术	医、护	低风险级
	3. 悬灸技术	医、护	低风险级
	4. 三伏天灸技术	医、护	低风险级
	5. 温针灸技术	医	低风险级
	6. 热敏灸技术	医、护	低风险级
	7. 雷火灸技术	医、护	低风险级

续表

类别	项目	操作权限	分级
六、敷熨熏浴类技术	1. 穴位敷贴技术	护	低风险级
	2. 中药热熨敷技术	护	低风险级
	3. 中药冷敷技术	护	低风险级
	4. 中药湿热敷技术	护	低风险级
	5. 中药熏蒸技术	护	低风险级
	6. 中药泡洗技术	护	低风险级
	7. 中药淋洗技术	护	低风险级
七、中医微创技术	1. 针刀技术	医	高风险级
	2. 带刃针技术	医	高风险级
	3. 水针刀技术	医	高风险级
	4. 钩针技术	医	高风险级
	5. 刃针技术	医	高风险级
	6. 长圆针技术	医	高风险级
	7. 拨针(松解针)技术	医	高风险级
	8. 铍针技术	医	高风险级
八、骨伤类技术(颈部、胸背部操作为高风险级)	1. 理筋技术	医	低风险级
	2. 脱位整复技术	医	高风险级
	3. 骨折整复技术	医	高风险级
	4. 夹板固定技术	医	低风险级
	5. 石膏固定技术	医	低风险级
	6. 骨外固定支架技术	医	高风险级
	7. 牵引技术	医	高风险级
	8. 练功康复技术	医	低风险级

类别	项目	操作权限	分级
九、肛肠类技术	1. 挂线技术	医	高风险级
	2. 枯痔（硬化）技术	医	高风险级
	3. 痔结扎技术	医	高风险级
	4. 中药灌肠技术	护	低风险级
	5. 注射固脱技术	医	高风险级
十、气功类技术	1. 五禽戏	医	低风险级
	2. 六字诀	医	低风险级
	3. 易筋经	医	低风险级
	4. 八段锦	医	低风险级
	5. 五行掌	医	低风险级
	6. 保健功	医	低风险级
	7. 站桩功	医	低风险级
	8. 回春功	医	低风险级
	9. 放松功	医	低风险级
	10. 内养功	医	低风险级
	11. 强壮功	医	低风险级
	12. 真气运行法	医	低风险级
	13. 新气功疗法	医	低风险级
	14. 养气健目功	医	低风险级
	15. 龟息养生功	医	低风险级
十一、其他类技术	1. 脐疗法	医	低风险级
	2. 针刀刺营治疗急性扁桃体炎技术	医	低风险级
	3. 火针洞式引流技术	医	低风险级
	4. 烙治法治疗慢性扁桃体炎技术	医	低风险级
	5. 揉抓排乳技术	医、护	低风险级

附件 3

武汉市中医医院高风险级中医医疗技术权限申请表

科室：

姓名		性别		出生年月	
职称		取得职称时间			
完成高风险级中医医疗技术情况汇总					
技术名称			完成数		
本人工作小结：					
本人声明上述信息准确，真实。 　　　　申请人签名：　　　　　　　　申请日期：					
科室专家组意见： 评定小组签名： 　　　　　　　　　　　　　　　　　　日期：					
医务部意见： 　　　　主任签名：　　　　　　　　　　日期：					
中医医疗技术考核结果： 中医医疗技术审核考核小组意见： 专家签名： 　　　　　　　　　　　　　　　　　　日期：					

附件 4

武汉市中医医院中医医疗技术定期能力评价与再授权审批表

姓名		性别		出生年月		技术权限	
专业技术职称				取得时间 聘任时间			
完成本级别 中医医疗技术例数							
在上级医师指导下完成 该级中医医疗技术例数 （拟申请该级手术权限者 必须填写）							
有无医疗事故及纠纷发生				□是　□否			
有无越级操作				□是　□否			
考评结果							
合格				不合格			
是否同意再授权同 级别中医医疗技术		是否同意晋升该 级别中医医疗技术		是否再授权同级别 中医医疗技术		是否降低中医 医疗技术级别	
科主任意见： 　　　　　　　　　　　　　　年　　　月　　　日							
医务部意见： 　　　　　　　　　　　　　　年　　　月　　　日							
中医医疗技术临床应用管理专委会意见： 　　　　　　　　　　　　　　年　　　月　　　日							

科室：　　　　　　　　　　　　　　　　　年　　　月　　　日

附件 5

武汉市中医医院高风险级中医疗技术信息月报表

年　月

科室：

姓名	性别	年龄	住院号/门诊号	诊断	开展医疗技术名称	开展次数	开展人

附件6

武汉市中医医院高风险级中医医疗技术不良事件年度汇报表

年　　月

科室：

姓名	性别	年龄	住院号/门诊号	诊断	开展医疗技术名称	开展人	开展时间	出现的不良事件	整改措施

（武汉市中医医院）

第八章 常用中医药监督管理法规指引

第一节 中医药监督管理基础知识

1. 什么是中医药？

答：中医药是包括汉族和少数民族医药在内的我国各民族医药的统称，是反映中华民族对生命、健康和疾病的认识，具有悠久历史传统和独特理论及技术方法的医药学体系。

2. 县级以上人民政府中医药主管部门监督检查的重点有哪些？

答：县级以上人民政府中医药主管部门应当加强对中医药服务的监督检查，并将下列事项作为监督检查的重点：①中医医疗机构、中医医师是否超出规定的范围开展医疗活动；②开展中医药服务是否符合国务院中医药主管部门制定的中医药服务基本要求；③中医医疗广告发布行为是否符合《中医药法》的规定。

3. 如何理解中医诊所备案核查？

答：按照《医疗机构管理条例》的规定，举办医疗机构实行许可管理，由卫生行政部门进行行政审批。《中医药法》将中医诊所现行的许可管理改为备案管理模式，规定举办中医诊所在所在地县级人民政府中医药主管部门备案后，即可开展执业活动。

《中医诊所备案管理暂行办法》规定，县级中医药主管部门应当在发放中医诊所备案证之日起 20 日内将辖区内备案的中医诊所信息在其政府网站公开，便于社会查询、监督，并及时向上一级中医药主管部门报送本辖区内中医诊所备案信息。上一级中医药主管部门应当进行核查，发现不符合本办法规定的备案事项，应当在 30 日内予以纠正。县级中医药主管部门应当自中医诊所备案之日起 30 日内,对备案的中医诊所进行现场核查,对相关材料进行核实,并定期开展现场监督检查。提交虚假备案材料取得中医诊所备案证的,由县级中医药主管部门责令改正,没收违法所得,并处 3 万元以下罚款,向社会公告相关信息;拒不改正的,责令其停止执业活动并注销中医诊所备案证。

由此可见,发放中医诊所备案证时进行资料的形式审查和现场核查。由中医药主管部门的备案管理部门组织实施的针对备案证发放和执业准入的核查,有别于卫生执法监督机构对医疗机构日常监督检查的工作性质和内容。

4.《中医药法》施行前已经取得医疗机构执业许可证的中医诊所,在《中医药法》施行后如何管理?

答:①符合《中医诊所备案管理暂行办法》备案条件的:在医疗机构执业许可证有效期到期之前,可以按照《医疗机构管理条例》的要求管理,也可以按照备案要求管理。选择备案管理的,需满足《中医诊所备案管理暂行办法》申请备案管理的条件,取得中医诊所备案证。②不符合《中医诊所备案管理暂行办法》备案条件的其他诊所,按照《医疗机构管理条例》第 14 条、《国家卫生健康委办公厅关于印发医疗领域"证照分离"改革措施的通知》(国卫办医发〔2021〕15 号)、《湖北省进一步深化"证照分离"改革实施方案》的要求实行备案管理。

5. 对于开展中医药服务的医疗机构进行监督检查的内容有哪些?

答:检查取得医疗机构执业许可证方可开展中医药服务的医疗机构,包括中医医院、中西医结合医院、民族医医院、中医门诊部、中西医结合门诊部、民族医门诊部、中医(综合)诊所、中西医结合诊所、民族医诊所以及综合医院中医科、乡镇卫生院中医科、社区卫生服务中心中医科等。检查医疗机构执业许可证是否核准登记中医科(中西医结合科、民族医学科)诊疗科目,是否按照核准登记的项目开展诊疗活动。

6. 对于开展中医药服务的医疗机构进行监督检查的方法有哪些?

答:查看医疗机构执业许可证,检查是否核准登记中医科(中西医结合科、民族医学科)诊疗科目。查看实际科室设置、设施设备、出具的医学文书等,检查开展的诊疗活动是否超出登记范围。

7. 对于开展中医药服务的医疗机构监督检查中调查取证的程序是什么?

答:①现场取证并制作笔录:笔录如实记录超出诊疗科目诊治的患者信息、诊治疾病、收入情况等;对超出诊疗科目出具的医学文书等书面证据进行收集、复印,提取纸质或电脑中的相关收费记录,并由当事机构签字盖章;对机构内超出核准登记配备的设施设备、药品等进行摄影、摄像获得相关影像资料。②询问调查并制作笔录:询问相关负责人是否开展中医药服务执业活动,是否核准登记中医科(中西医结合科、民族医学科)诊疗科目,违法开展中医药服务执业活动的时间、项目、使用的设备、药品以及收入情况等。询问执业人员和患者,证实未核准登记中医科(中西医结合科、民族医学科)诊疗科目开展中医药服务执业活动的违法事实。

8. 对中医诊所进行监督检查的内容有哪些?

答:对中医诊所进行监督检查的内容包括中医诊所的机构资质、执业行为等情况。其中执业资质的监督检查包括:①中医诊所开展执业活动,是否将诊所的名称、地址、诊疗范围、人员配备情况等报所在地县级人民政府中医药主管部门备案,取得中医诊所备案证。②备案人是否如实提供有关材料和反映真实情况。③中医诊所的人员、名称、地址等实际设置是否与中医诊所备案证记载事项一致。执业行为的监督检查包括:①中医诊所是否伪造、出卖、转让、出借中医诊所备案证。②中医诊所是否按照备案的诊疗科目、技术开展诊疗活动。③取得中医诊所备案证,停止执业活动是否超过一年。

9. 对中医诊所执业资质监督检查的方法和调查取证的程序有哪些?

答:检查方法:①检查开展执业活动的中医诊所是否取得中医诊所备案证。②现场核查时,查看医师人数、医师执业资质类别等实际情况,检查是否与备案提交材料相一致,备案材料是否真实。③查看是否按照备案登记的人员、名称、地址等开展执业,认真核对机构名称、场所、主要负责人、诊疗科目、技术等。

调查取证程序:①现场取证并制作笔录:笔录如实记录违法行为,对于书面证据进行收集、复印,并由当事机构签字盖章;对违法行为进行摄影、摄像获得相关影像资料。②询问调查并制作笔录:询问相关负责人,向执业人员和患者询问证实违法事实。

10. 对中医诊所执业行为监督检查的方法和调查取证的程序有哪些?

答:检查方法:①查看中医诊所备案证,辨识真伪,认真核对中医诊所备案证记载事项中的人员、名称、地址等是否与实际设置相一致。询问相关执业人员是否存在出卖、转让或出借中医诊所备案证行为。②查看中医诊所是否按照登记备案的诊疗范围开展执业,检查诊疗活动开展情况,查看门诊日志、医学文书、配备的中医诊疗设备设施、药品等。③检查诊疗活动开展情况,查看门诊日志、医学文书等,询问周围居民该机构是否停止执业。

调查取证程序:①现场取证并制作笔录:笔录如实记录事实,对于书面证据进行收集、复印,并由当事机构签字盖章;对违法行为进行摄影、摄像获得相关影像资料。②询问调查并制作笔录:询问相关负责人,向执业人员和患者询问证实违法事实。

11. 对于医疗广告进行监督检查的内容有哪些?

答:①医疗机构发布中医医疗广告,是否经所在地省、自治区、直辖市人民政府中医药主管部门审查批准；未经审查批准，不得发布。②发布的中医医疗广告是否与经审查批准的内容相符合，并符合《广告法》的有关规定。

12. 对于医疗广告监督检查的方法有哪些？

答：通过部门移交、投诉举报等渠道取得线索，对发布中医医疗广告的医疗机构，查看其所在地省、自治区、直辖市人民政府中医药主管部门审查批准发布中医医疗广告的同意书，并核对批准的内容与医疗广告内容是否相符合。

13. 对于医疗广告监督检查如何进行调查取证？

答：①现场取证并制作笔录：笔录如实记录医疗广告的内容；对刊登在报纸、杂志、网络媒体等媒介的医疗广告，进行收集、复印，并由当事机构签字盖章；对在电视媒体上播出的医疗广告进行摄影、摄像获得相关影像资料。②询问调查并制作笔录：询问发布医疗广告机构负责人是否发布中医医疗广告，是否取得所在地省、自治区、直辖市人民政府中医药主管部门审查批准发布中医医疗广告的同意书，审查内容是什么，发布的医疗广告是否与审查内容相符。

14. 对中药饮片监督检查的方法和调查取证的程序有哪些？

答：检查方法：①检查直接从事中药饮片技术工作的人员资质，各级医院中药专业技术人员配备情况，负责中药饮片验收工作人员资质。②检查医院采购中药饮片索要的生产经营企业证件复印件、质量保证协议书、中药饮片质量评估报告。③检查医院对中药饮片的验收记录。④检查医院中药饮片仓库条件及设施、出入库和养护情况。⑤检查医院的中药饮片调剂室、计量器、调剂、质量抽检、毒性中药饮片及罂粟壳处方保存情况。

调查取证程序：①现场取证并制作笔录：笔录如实记录实际情况；对抽检记录进行收集、复印，并由当事机构签字盖章；对过程、现场进行摄影、摄像获得相关影像资料。②询问调查并制作笔录：

向当事人和其他与违法行为相关的知情人询问相关情况。

15. 对中医技术监督检查调查取证的程序有哪些?

答:调查取证程序:①现场取证并制作笔录:对书面证据进行收集、复印;对过程、现场进行摄影、摄像获得相关影像资料。②询问调查并制作笔录:询问科室负责人相关情况。

16. 什么是医疗机构?

答:医疗机构是指从事疾病诊断、治疗活动的医院、卫生院、疗养院、门诊部、诊所、卫生所(室)以及急救站等。

17. 申请医疗机构执业登记应具备哪些条件?

答:申请医疗机构执业登记,应当具备下列条件:①按照规定应当办理设置医疗机构批准书的,已取得设置医疗机构批准书;②符合医疗机构的基本标准;③有适合的名称、组织机构和场所;④有与其开展的业务相适应的经费、设施、设备和专业卫生技术人员;⑤有相应的规章制度;⑥能够独立承担民事责任。

18. 什么是备案制中医诊所?

答:备案制中医诊所,是在中医药理论指导下,运用中药和针灸、拔罐、推拿等非药物疗法开展诊疗服务,以及中药调剂、汤剂煎煮等中药药事服务的诊所,中医药治疗率100%。

举办中医诊所的,将诊所的名称、地址、诊疗范围、人员配备情况等报所在地县级人民政府中医药主管部门备案后即可开展执业活动。

19. 什么是中医(综合)诊所?

答:中医(综合)诊所是指以提供中医药门诊诊断和治疗为主的诊所,中医药治疗率不低于85%。

20. 举办中医诊所应当同时具备哪些条件?

答:举办中医诊所应当同时具备以下条件:①个人举办中医诊所的,应当具有中医类别医师资格证书并经注册后在医疗、预防、保健机构中执业满三年,或者具有中医(专长)医师资格证书;法人或者其他组织举办中医诊所的,诊所主要负责人应当符合上述要求;②符合《中医诊所基本标准》;③中医诊所名称符合《医疗机构管理条例实施细则》的相关规定;④符合环保、消防的相关规定;⑤能够独立承担民事责任。

《医疗机构管理条例实施细则》规定不得申请设置医疗机构的单位和个人,不得举办中医诊所。

21. 申请中医诊所备案应当提交哪些材料?

答:中医诊所备案,应当提交以下材料:①中医诊所备案信息表;②中医诊所主要负责人有效身份证明、医师资格证书、医师执业证书;③其他卫生技术人员名录、有效身份证明、执业资格证件;④中医诊所管理规章制度;⑤医疗废物处理方案、诊所周边环境情况说明;⑥消防应急预案。法人或者其他组织举办中医诊所的,还应当提供法人或者其他组织的资质证明、法定代表人身份证明或者其他组织的代表人身份证明。

22. 中医诊所命名的规范有哪些?

答:中医诊所命名规范:①中医诊所名称由识别名称和通用名称依次组成;②通用名称统一为"中医诊所";③识别名称可以包含举办人姓名、举办单位名称(或规范简称)、医学学科名称、医学专业和专科名称、诊疗科目名称和核准机关批准使用的名称。中医诊所命名格式:举办人姓名(举办单位规范简称)+(识别名称)+中医诊所。中医诊所不得使用下列名称:①有损于国家、社会或者公共利益的名称;②侵犯他人利益的名称;③以外文字母、汉语拼音组成的名称;④以医疗仪器、药品、医用产品命名的名称;⑤含有"疑难病""专治""专家""名医"或者同类含义文字的名称以及其他宣传或者暗示诊疗效果的名称;⑥超出登记的诊疗科目或核准的专长范围的名称;⑦以谐音、形容词等形式模仿或者暗示其他医疗机构的名称;⑧含有协和、同仁、华山、湘雅、齐鲁、华西等知名医院相关字词的,且无相关授权的;⑨省级以上卫生健康主管部门规定不得使用的名称。

23. 中医诊所被注销备案有哪些情形？

答：有下列情形之一的，中医诊所应当向所在地县级中医药主管部门报告，县级中医药主管部门应当注销备案并及时向社会公告：①中医诊所停止执业活动超过一年的；②中医诊所主要负责人被吊销执业证书或者被追究刑事责任的；③举办中医诊所的法人或者其他组织依法终止的；④中医诊所自愿终止执业活动的。

24. 从事中医医疗活动人员的资质要求有哪些？

答：从事中医医疗活动的人员应当依照《执业医师法》的规定，通过中医医师资格考试取得中医医师资格，并进行执业注册。以师承方式学习中医或者经多年实践，医术确有专长的，由至少两名中医医师推荐，经省、自治区、直辖市人民政府中医药主管部门组织实践技能和效果考核合格后，即可取得中医医师资格。按照考核内容进行执业注册后，即可在注册的执业范围内，以个人开业的方式或者在医疗机构内从事中医医疗活动。

25. 什么是中医医术确有专长人员？

答：中医医术确有专长人员是指以师承方式学习中医或者经多年中医医术实践，医术确有专长的人员。

26. 什么是中医（专长）医师？

答：中医（专长）医师是指中医医术确有专长人员经中医医术确有专长人员医师资格考核合格，取得中医（专长）医师资格证书的人员。

27. 以师承方式学习中医的，申请参加医师资格考核应具备哪些条件？

答：应具备下列条件：①在医疗机构连续跟师学习中医满五年，对某些病证的诊疗，方法独特、技术安全、疗效明显，经指导老师评议合格；②由至少两名中医类别执业医师推荐，推荐医师不包括其指导老师。

28. 经多年中医医术实践的,申请参加医师资格考核应具备哪些条件?

答:应具备下列条件:①具有医术渊源,在中医医师指导下从事中医医术实践活动满五年或者《中医药法》施行前已经从事中医医术实践活动满五年的;②对某些病证的诊疗,方法独特、技术安全、疗效明显,并得到患者的认可;③由至少两名中医类别执业医师推荐。

29. 中医(专长)医师执业注册的基本规定有哪些?

答:中医(专长)医师实行医师区域注册管理。取得中医(专长)医师资格证书者,应当向其拟执业机构所在地县级以上地方中医药主管部门提出注册申请,经注册后取得中医(专长)医师执业证书。中医(专长)医师按照考核内容进行执业注册,执业范围包括其能够使用的中医药技术方法和具体治疗病证的范围。中医(专长)医师在其考核所在省级行政区域内执业。中医(专长)医师跨省执业的,须经拟执业所在地省级中医药主管部门同意并注册。

30. 不予注册执业医师的情形有哪些?

答:有下列情形之一的,不予注册:①无民事行为能力或者限制民事行为能力;②受刑事处罚,刑罚执行完毕不满两年或者被依法禁止从事医师职业的期限未满;③被吊销医师执业证书不满两年;④因医师定期考核不合格被注销注册不满一年;⑤法律、行政法规规定不得从事医疗卫生服务的其他情形。

31. 中医执业医师注册的范围有哪些?

答:根据《关于医师执业注册中执业范围的暂行规定》和《国家中医药管理局关于修订中医类别医师执业范围的通知》规定,中医类别(包括中医、民族医、中西医结合)医师执业范围包括中医专业、中西医结合专业、蒙医专业、藏医专业、维医专业、傣医专业、全科医学专业以及省级以上卫生行政部门规定的其他专业。

32. 考试取得中医医师资格人员与考核取得中医医师资格人员超范围行医处罚有何区别?

答:①经考试取得中医医师资格的人员,取得中医类别医师资格证书并注册执业,若超出执业范围执业,依据《医师法》第57条进行处罚。由县级以上人民政府卫生健康主管部门或者中医药主管部门责令改正,给予警告,没收违法所得,并处一万元以上三万元以下的罚款;情节严重的,责令暂停六个月以上一年以下执业活动直至吊销医师执业证书。②经考核取得中医医师资格的人员,取得中医类别中医(专长)医师资格证书并注册执业,若超出执业范围执业,依据《中医药法》第55条进行处罚。由县级以上人民政府中医药主管部门责令暂停六个月以上一年以下执业活动,并处一万元以上三万元以下罚款;情节严重的,吊销执业证书。

33. 从事中药饮片技术人员资质要求有哪些?

答:①直接从事中药饮片技术工作的,应当是中药学专业技术人员。三级医院应当至少配备一名副主任中药师以上专业技术人员,二级医院应当至少配备一名主管中药师以上专业技术人员,一级医院应当至少配备一名中药师或相当于中药师以上专业技术水平的人员。②负责中药饮片验收的,在二级以上医院应当是具有中级以上专业技术职称和饮片鉴别经验的人员;在一级医院应当是具有初级以上专业技术职称和饮片鉴别经验的人员。③负责中药饮片临方炮制工作的,应当是具有三年以上炮制经验的中药学专业技术人员。④中药饮片煎煮工作应当由中药学专业技术人员负责,具体操作人员应当经过相应的专业技术培训。

34. 什么是中药饮片?

答:中药饮片是指中药材经过炮制后可直接用于中医临床或制剂生产使用的处方药品。

35. 医疗机构炮制、使用中药饮片有哪些法律规定?

答:对市场上没有供应的中药饮片,医疗机构可以根据本医疗机构医师处方的需要,在本医疗机构内炮制、使用。医疗机构应当遵守中药饮片炮制的有关规定,对其炮制的中药饮片的质量负责,保证药品安全。医疗机构炮制中药饮片,应当向所在地设区的市级人民政府药品监督管理部门备案。根据临床用药需要,医疗机构可以凭本医疗机构医师的处方对中药饮片进行再加工。

36. 什么是中药制剂?

答:中药制剂是任何药物供临床使用之前都必须制成适合于医疗或预防应用的形式,称为剂型,例如片剂、注射剂、气雾剂、丸剂、散剂、膏剂等。

37. 医疗机构配制中药制剂应遵守哪些法律规定?

答:医疗机构配制中药制剂,应当依照《药品管理法》的规定取得医疗机构制剂许可证,或者委托取得药品生产许可证的药品生产企业、取得医疗机构制剂许可证的其他医疗机构配制中药制剂。委托配制中药制剂,应当向委托方所在地省、自治区、直辖市人民政府药品监督管理部门备案。医疗机构对其配制的中药制剂的质量负责;委托配制中药制剂的,委托方和受托方对所配制的中药制剂的质量分别承担相应责任。医疗机构配制的中药制剂品种,应当依法取得制剂批准文号。但是,仅应用传统工艺配制的中药制剂品种,向医疗机构所在地省、自治区、直辖市人民政府药品监督管理部门备案后即可配制,不需要取得制剂批准文号。

38. 什么是穴位贴敷?

答:穴位贴敷是指以中医经络学说为理论依据,治疗疾病的一种中医外治方法。把药物研成细末调成糊状,或制成软膏、丸剂或饼剂,针对不同的疾病,选取不同的穴位贴敷,保持一段时间即可揭下,是用来治疗疾病的一种无创痛穴位疗法。

39. 什么是冬病夏治穴位贴敷?

答:冬病夏治穴位贴敷是指在夏季三伏天,通过将药物敷贴在特定穴位上治疗秋冬发作的疾病,又称"三伏贴""三伏灸"。一般选在农历三伏天的初伏、中伏、末伏的第一天进行贴敷治疗,共贴敷三次。

40. 什么是针刺类技术?

答:针刺类技术是指以中医理论为指导,利用各种针具刺激穴位来治疗疾病的方法。常用的有体针、头针、耳针、足针、梅花针、火针、电针、穴位注射等。

41. 什么是微创类技术?

答:微创类技术是指根据中医皮部、经筋、经络、五体及脏腑相关理论,采用特殊针具,对病变部位进行刺、切、割、剥、铲等治疗。常用的针具有针刀、水针刀、刃针、钩针、长圆针、拨针(松解针)等。

42. 什么是刮痧类技术?

答:刮痧类技术是指通过特制的刮痧器具和相应的手法,蘸取一定的介质,在体表进行反复刮动、摩擦,使皮肤局部出现红色粟粒状,或暗红色出血点等"出痧"变化,达到活血透痧的作用,从而治疗有关的疾病。常用的有刮痧、撮痧、放痧技术。

43. 什么是拔罐类技术?

答:拔罐类技术是指以罐为工具,利用燃烧、挤压等方法排出罐内空气,造成负压,使罐吸附于体表特定部位,产生广泛刺激,形成局部充血或瘀血现象,而达到防病治病目的的一种治疗方法。常用的拔罐技术有留罐、闪罐、走罐、药罐、针罐、刺络拔罐、刮痧拔罐等。

44. 什么是刺络拔罐?

答:刺络拔罐是指拔罐技术与点刺放血相结合的一种治疗方法。选定治疗部位用针具快速点刺,将火罐迅速拔在刺血部位,火罐吸着留置一段时间后移除。

45. 什么是敷熨熏浴类技术?

答:敷熨熏浴类技术是指作用于人体表面的,通过外敷、热熨、熏蒸、淋浴等手段进行治疗的一种中医外治法,常用的技术有中药热熨敷、中药冷敷、中药湿敷、中药熏蒸、中药泡洗、中药淋洗等。

46．什么是灌肠类技术?

答:灌肠类技术是指在中医理论指导下选配中药煎煮并将药液自肛门灌入,保留在直肠内,通过肠黏膜吸收治疗疾病的一种方法。常用的灌肠疗法有保留灌肠法、清洁灌肠法、直肠滴注法。

47．什么是灸类技术?

答:灸类技术是指运用艾绒或其他药物点燃后直接或间接在体表穴位上熏蒸、温熨,借灸火的热力以及药物的作用,通过经络的传导,以起到温通气血、疏通经络、调和阴阳、扶正祛邪、行气活血、驱寒逐湿、消肿散结等作用,达到防病治病的目的。常用的灸类技术有麦粒灸、隔物灸、悬灸、三伏灸、温针灸、雷火灸等。

48．什么是推拿类技术?

答:推拿类技术是指在人体体表上运用各种手法以及做某些特定的肢体活动来防治疾病的中医外治法,具有疏通经络,滑利关节,调整脏腑气血功能和增强人体抗病能力的作用。常用的技术有头部按摩、足底按摩、踩跷疗法、整脊疗法、捏脊疗法、背脊疗法、按揉涌泉穴、小儿推拿疗法、点穴疗法等。

第二节　常用中医药监督管理法规指引

1．未取得医疗机构执业许可证或者未经备案擅自执业

(1)违反了《医疗机构管理条例》第 23 条之规定。

(2)按照《医疗机构管理条例》第 43 条第二款、《基本医疗卫生与健康促进法》第 99 条第一款、《中医药法》第 56 条第一款处理。

2．医疗卫生机构对外出租、承包医疗科室

(1)违反了《基本医疗卫生与健康促进法》第 39 条第四款之规定。

（2）按照《基本医疗卫生与健康促进法》第 100 条处理。

3. 医疗机构聘用未取得执业资质的卫生技术人员开展诊疗活动

（1）违反了《医疗机构管理条例》第 27 条之规定。

（2）按照《医疗机构管理条例》第 47 条处理。

4. 医疗机构的会诊邀请超出本单位诊疗科目/超出被邀请医师的执业范围/本单位的技术力量、设备、设施不能为会诊提供必要的医疗安全保障

（1）违反了《医师外出会诊管理暂行规定》第 6 条之规定。

（2）按照《医师外出会诊管理暂行规定》第 19 条处理。

5. 医疗机构没有按照登记或者备案的诊疗科目开展诊疗活动

（1）违反了《医疗机构管理条例》第 26 条之规定。

（2）按照《医疗机构管理条例》第 46 条、《医疗机构管理条例实施细则》第 80 条，《中医药法》第 54 条处理。

6. 医疗机构未建立依法执业自查制度/在自查中弄虚作假/对自查问题未按要求整改/发现重大违法行为未及时报告卫生行政部门

（1）违反了《医疗机构依法执业自查管理办法》第 8 条、第 20 条之规定。

（2）按照《医疗机构依法执业自查管理办法》第 27 条、第 28 条和第 30 条处理。

7. 医疗卫生机构对医疗废物管理混乱/医疗废物转运不及时

（1）违反了《医疗废物管理条例》第 14 条第二款、第 17 条第二款，以及《医疗卫生机构医疗废物管理办法》第 26 条第二款之规定。

（2）按照《医疗废物管理条例》第 46 条、第 47 条，《医疗卫生机构医疗废物管理办法》第 40 条、第 41 条处理。

8. 医疗机构发布中医医疗广告未取得中医药主管部门审查批准/实际发布内容与审查内容不相符

（1）违反了《中医药法》第 19 条之规定。

（2）按照《中医药法》第 57 条第一款处理。

9. 医疗机构使用未取得特殊使用级抗菌药物处方权的医师开具抗菌药物处方

（1）违反了《抗菌药物临床应用管理办法》第 24 条之规定。

（2）按照《抗菌药物临床应用管理办法》第 50 条处理。

10. 医疗机构篡改、伪造、隐匿、毁灭病历资料

（1）违反了《医疗纠纷预防和处理条例》第 15 条之规定。

（2）按照《医疗纠纷预防和处理条例》第 45 条处理。

11. 医疗机构将未通过技术评估和伦理审查的医疗新技术应用于临床

（1）违反了《医疗纠纷预防和处理条例》第 11 条之规定。

（2）按照《医疗纠纷预防和处理条例》第 46 条处理。

12. 医疗机构未按规定实施医疗质量安全管理制度

（1）违反了《医疗纠纷预防和处理条例》第 10 条第一款之规定。

（2）按照《医疗纠纷预防和处理条例》第 47 条第（一）项处理。

13. 医疗机构开展具有较高医疗风险的诊疗活动，未提前预备应对方案防范突发风险

（1）违反了《医疗纠纷预防和处理条例》第 11 条之规定。

（2）按照《医疗纠纷预防和处理条例》第 47 条第（三）项处理。

14. 医疗机构未按照规定承担本单位的传染病预防、控制工作、医院感染控制任务和责任区域内的传染病预防工作的/未按照规定报告传染病疫情，或者隐瞒、谎报、缓报传染病疫情的/发现传染病疫情时，未按照规定对传染病患者、疑似传染病患者提供医疗救护、现场救援、接诊、转诊的，或者拒绝接受转诊的/未按照规定

对本单位内被传染病病原体污染的场所、物品以及医疗废物实施消毒或者无害化处置

（1）违反了《传染病防治法》第 39 条之规定。

（2）按照《传染病防治法》第 69 条处理。

15. 医疗机构在传染病医疗救治过程中未按照规定书写保管医学记录资料的/故意泄露传染病患者、病原携带者、疑似传染病患者、密切接触者涉及个人隐私的有关信息、资料

（1）违反了《传染病防治法》第 52 条之规定。

（2）按照《传染病防治法》第 69 条处理。

16. 突发公共卫生事件中医疗卫生机构未按照规定履行报告职责，隐瞒、缓报或者谎报的/未及时采取控制措施的/不履行突发事件监测职责的/拒绝接诊患者的/拒不服从突发事件应急处理指挥部调度

（1）违反了《突发公共卫生事件应急条例》第 20 条、第 39 条和第 41 条之规定。

（2）按照《突发公共卫生事件应急条例》第 50 条处理。

17. 医疗卫生机构的医疗信息安全制度、保障措施不健全，导致医疗信息泄露/医疗质量管理和医疗技术管理制度、安全措施不健全

（1）违反了《基本医疗卫生与健康促进法》第 49 条第三款之规定。

（2）按照《基本医疗卫生与健康促进法》第 101 条处理。

18. 中医诊所未经县级中医药主管部门备案擅自执业

（1）违反了《中医药法》第 14 条第二款、《中医诊所备案管理暂行办法》第 4 条之规定。

（2）按照《中医药法》第 56 条第一款、《中医诊所备案管理暂行办法》第 20 条处理。

19. 中医诊所超出备案范围开展医疗活动的

（1）违反了《中医药法》第 14 条第二款、《中医诊所备案管理暂行办法》第 12 条第一款之规定。

（2）按照《中医药法》第 54 条、《中医诊所备案管理暂行办法》第 24 条处理。

20. 伪造、出卖、转让、出借中医诊所备案证

（1）违反了《中医诊所备案管理暂行办法》第 11 条之规定。

（2）按照《中医诊所备案管理暂行办法》第 23 条处理。

21. 中医诊所擅自更改设置未经备案或者实际设置与取得的中医诊所备案证记载事项不一致/备案事项发生变动，未到原备案机关对变动事项进行备案

（1）违反了《中医诊所备案管理暂行办法》第 10 条之规定。

（2）按照《中医诊所备案管理暂行办法》第 22 条处理。

22. 提交虚假备案材料取得中医诊所备案证

（1）违反了《中医药法》第 56 条第一款、《中医诊所备案管理暂行办法》第 7 条之规定。

（2）按照《中医诊所备案管理暂行办法》第 21 条处理。

23. 中医诊所停止执业活动超过一年的

（1）违反了《中医诊所备案管理暂行办法》第 16 条第（一）项之规定。

（2）按照《中医诊所备案管理暂行办法》第 16 条处理。

24. 未取得医师资格证书从事医疗活动

（1）违反了《中医药法》第 15 条第一款，《医师法》第 8 条、第 12 条，《医疗机构管理条例》第 27 条之规定。

（2）按照《中医药法》第 60 条第一款、《医师法》第 59 条、《医疗机构管理条例》第 47 条和《医疗机构管理条例实施细则》第 81 条处理。

25. 未取得医师执业证书开展中医药服务

（1）违反了《中医药法》第 15 条第一款、《医师法》第 13 条第四款、《医疗机构管理条例》第 27 条之规定。

（2）按照《中医药法》第 60 条第一款、《医师法》第 59 条、《医疗机构管理条例》第 47 条和《医疗机构管理条例实施细则》第 81 条处理。

26. 中医医师超出注册的执业范围从事医疗活动

（1）违反了《医师法》第 14 条之规定。

（2）按照《医师法》第 57 条处理。

27. 中医(专长)医师超出注册的执业范围从事医疗活动

（1）违反了《中医药法》第 15 条第二款、《中医医术确有专长人员医师资格考核注册管理暂行办法》第 26 条、第 28 条之规定。

（2）按照《中医药法》第 55 条、《中医医术确有专长人员医师资格考核注册管理暂行办法》第 37 条处理。

28. 乡村医生在执业活动中超出规定的执业范围,或者未按照规定进行转诊的/违反规定使用乡村医生基本用药目录以外的处方药品的/违反规定出具医学证明,或者伪造卫生统计资料的/发现传染病疫情、中毒事件不按规定报告

（1）违反了《乡村医生从业管理条例》第 25 条、第 27 条、第 28 条、第 29 条之规定。

（2）按照《乡村医生从业管理条例》第 38 条处理。

29. 未经注册在村医疗卫生机构从事医疗活动

（1）违反了《乡村医生从业管理条例》第 15 条之规定。

（2）按照《乡村医生从业管理条例》第 42 条处理。

30. 医师为未经亲自诊查的患者开具配药处方

（1）违反了《医师法》第 24 条之规定。

（2）按照《医师法》第 56 条处理。

31. 医师泄露患者隐私或者个人信息/隐匿、伪造、篡改或者擅自销毁病历等医学文书及有关资料/未按照规定使用麻醉药品、医疗用毒性药品、精神药品、放射性药品/开展禁止类医疗技术临床应用

（1）违反了《医师法》第 23 条、第 24 条和第 28 条第二款之规定。

（2）按照《医师法》第 56 条处理。

32. 医师对患者实施不必要的检查、治疗

（1）违反了《医师法》第 31 条之规定。

（2）按照《医师法》第 56 条处理。

33. 实施针刺类技术的医疗机构临床医务人员未掌握落实预防感染的防控措施/医疗机构未督查感染防控措施落实情况

（1）违反了《消毒管理办法》第 4 条、第 5 条，以及《中医针刺类技术相关性感染预防与控制指南（试行）》《医院感染管理办法》之规定。

（2）按照《消毒管理办法》第 41 条处理。

34. 实施针刺类技术的医疗机构重复使用的针刺类器具未达到灭菌水平

（1）违反了《传染病防治法》第 51 条第二款、《消毒管理办法》第 6 条第一款、《中医针刺类技术相关性感染预防与控制指南（试行）》和《医疗机构消毒技术规范》之规定。

（2）按照《消毒管理办法》第 41 条处理。

35. 实施针刺类技术的医疗机构一次性针具未做到一人一用一废弃，重复使用

（1）违反了《传染病防治法》第 51 条第二款、《消毒管理办法》第 6 条第一款、《中医针刺类技术相关性感染预防与控制指南（试行）》和《医疗机构消毒技术规范》之规定。

（2）按照《传染病防治法》第 69 条、《消毒管理办法》第 41 条

处理。

36. 医疗机构在微创治疗重复使用的医疗用品未达到灭菌水平/重复使用的器具未按要求进行灭菌的

（1）违反了《传染病防治法》第 51 条第二款、《消毒管理办法》第 6 条第一款、《中医微创类技术相关性感染预防与控制指南（试行）》《医疗废物管理条例》《医疗机构消毒技术规范》之规定。

（2）按照《消毒管理办法》第 41 条处理。

37. 实施微创类技术的医疗机构一次性用品未做到一人一用一废弃，重复使用

（1）违反了《传染病防治法》第 51 条第二款、《消毒管理办法》第 6 条第一款、《中医微创类技术相关性感染预防与控制指南（试行）》《医疗废物管理条例》《医疗机构消毒技术规范》之规定。

（2）按照《传染病防治法》第 69 条、《消毒管理办法》第 41 条处理。

38. 实施微创类技术的医疗机构的微创针具未按要求进行灭菌

（1）违反了《消毒管理办法》第 6 条第一款、《中医微创类技术相关性感染预防与控制指南（试行）》，以及 WS 310.2—2016《医院消毒供应中心　第 2 部分：清洗消毒及灭菌技术操作规范》之规定。

（2）按照《消毒管理办法》第 41 条处理。

39. 养生保健机构等场所未取得医疗机构执业资质开展医疗活动

（1）违反了《医疗机构管理条例》第 23 条、《关于打击非法行医专项行动中有关中医监督问题的批复》、《湖北省中医药条例》第 15 条之规定。

（2）按照《基本医疗卫生与健康促进法》第 99 条、《医疗机构管理条例》第 43 条处理。

40. 养生保健机构等场所未取得医疗机构执业资质开展创伤性、侵入性或者高危险性技术方法

（1）违反了《基本医疗卫生与健康促进法》第 38 条、《医疗机构管理条例》第 23 条、《关于打击非法行医专项行动中有关中医监督问题的批复》《湖北省中医药条例》第 15 条之规定。

（2）按照《基本医疗卫生与健康促进法》第 99 条、《医疗机构管理条例》第 43 条处理。

41. 养生保健机构等场所未取得医疗机构执业资质开具药品处方

（1）违反了《医疗机构管理条例》第 23 条、《关于打击非法行医专项行动中有关中医监督问题的批复》之规定。

（2）按照《基本医疗卫生与健康促进法》第 99 条、《医疗机构管理条例》第 43 条处理。

42. 养生保健机构等场所未取得医疗机构执业资质开展医疗气功活动

（1）违反了《医疗机构管理条例》第 23 条、《关于打击非法行医专项行动中有关中医监督问题的批复》《湖北省中医药条例》第 15 条之规定。

（2）按照《基本医疗卫生与健康促进法》第 99 条、《医疗机构管理条例》第 43 条处理。

43. 开展"三伏贴"服务的机构的执业许可证未核准登记中医类诊疗科目

（1）违反《国家中医药管理局关于加强对冬病夏治穴位贴敷技术应用管理的通知》《医疗机构管理条例》第 26 条规定。

（2）按照《基本医疗卫生与健康促进法》第 99 条、《医疗机构管理条例》第 46 条处理。

44. 医疗机构实施"三伏贴"操作的人员不是中医类别执业医师或未接受过穴位贴敷技术专业培训

（1）违反了《医师法》第 14 条、《国家中医药管理局关于加强对冬病夏治穴位贴敷技术应用管理的通知》之规定。

（2）按照《医师法》第 57 条处理。

45. 医疗机构开展"三伏贴"贴敷中医药服务违反相关技术操作规范

（1）违反了《医疗机构管理条例》第 24 条、《国家中医药管理局关于加强对冬病夏治穴位贴敷技术应用管理的通知》之规定。

（2）按照《国家中医药管理局关于加强对冬病夏治穴位贴敷技术应用管理的通知》，责令改正。

46. 使用医疗器械开展"免费理疗"活动

（1）违反了《医疗机构管理条例》第 23 条之规定。

（2）按照《医疗机构管理条例》第 43 条处理。

47. 委托配制中药制剂应当备案而未备案，或者备案时提供虚假材料

（1）违反了《中医药法》第 31 条第二款、第 32 条第一款之规定。

（2）按照《中医药法》第 56 条第一款处理。

48. 仅应用传统工艺配制中药制剂未按规定备案，或者未按照备案材料载明的要求配制中药制剂

（1）违反了《中医药法》第 32 条第一款之规定。

（2）按照《中医药法》第 56 条第二款、《药品管理法》第 116 条处理。

49. 炮制中药饮片、委托配制中药制剂应当备案而未备案，或者备案时提供虚假材料

（1）违反了《中医药法》第 28 条之规定。

（2）按照《中医药法》第 56 条处理。

50. 从事中药饮片技术工作的不是中药学专业技术人员

（1）违反了《医疗质量管理办法》第 25 条和《医院中药饮片管

理规范》第 8 条、第 9 条、第 10 条之规定。

（2）按照《医疗质量管理办法》第 44 条第（六）项处理。

51．医疗机构违规采购中药饮片

（1）违反了《医院中药饮片管理规范》第 15 条、《国家中医药管理局办公室关于进一步加强中药饮片管理保证用药安全的通知》之规定。

（2）按照《医疗质量管理办法》第 44 条第（六）项处理。

52．不按规定调配中药饮片的处方

（1）违反了《医院中药饮片管理规范》第 29 条、第 32 条、第 33 条、第 34 条之规定。

（2）按照《医疗质量管理办法》第 44 条第（六）项处理。

53．医疗机构开展中药饮片煎煮服务未达到相关设备要求或者包装材料和容器不符合有关规定

（1）违反了《医院中药饮片管理规范》第 35 条、第 37 条之规定。

（2）按照《医疗质量管理办法》第 44 条第（六）项处理。

54．中药饮片保管未达到条件和设施的基本要求

（1）违反了《医院中药饮片管理规范》第 22 条之规定。

（2）按照《医疗质量管理办法》第 44 条第（六）项处理。

55．中药饮片调配后未经复核后发出

（1）违反了《医院中药饮片管理规范》第 30 条之规定。

（2）按照《医疗质量管理办法》第 44 条第（六）项处理。

56．医疗机构使用过期药品

（1）违反了《药品管理法》第 70 条、《医疗纠纷预防和处理条例》第 12 条之规定。

（2）按照《医疗纠纷预防和处理条例》第 47 条第（九）项处理。

（张宇清　陈冰）

第九章 湖北省中医诊所建设规范

为贯彻《中医药法》和《湖北省中医药条例》，提升公众就医体验，保障公众健康权益，提升中医药服务监督能力，回应社会需求，2021年12月23日湖北省市场监督管理局批准发布DB 42/T 1772—2021《湖北省中医诊所建设规范》，该标准由湖北中医药大学、湖北省标准化与质量研究院及湖北省卫生健康委员会综合监督局历时2年起草完成，其间采取文献及法律研究、现场调查、知情人访谈、专家访谈、问卷调查、专家论证、公开征求社会意见等多种研究方法，按照地方标准制定程序，在贯彻中医诊所备案管理的相关法律法规基础上，遵循中医诊所医疗服务的规律，根据湖北实际制定，为基层中医诊所的高质量建设发展提供了全面指引。该标准于2022年9月获评优质省级地方标准。

DB 42/T 1772—2021《湖北省中医诊所建设规范》包括范围、规范性引用文件、术语和定义、命名要求、中医诊所诊疗范围、人员资质、药品管理、设备、房屋、诊所周边环境、管理制度和操作规范、医疗废物、消防、信息系统及中医诊所视觉识别系统十五个指标体系，逐一回应了公众及中医诊所从业者的需求。

DB42/T 1772—2021《湖北省中医诊所建设规范》是推荐性标准，适用于湖北省内备案制中医诊所（含民族医诊所）的规范化建设和管理。标准内容上有"应""可""宜"三种表述，"应"沿用法律的强行性规范要求，必须遵循；"可"体现法律的选择性规范，可以选择；"宜"是提倡性规范，指出建设的方向。正文如下。

ICS 11.020
CCS C 05

DB42

湖　北　省　地　方　标　准

DB 42/T 1772—2021

湖北省中医诊所建设规范

Specification for construction of traditional chinese medicine clinics
in Hubei province

2021-12-23发布

2022-02-23实施

湖北省市场监督管理局　　发布

DB42/T 1772-2021

目　次

前言

1 范围

2 规范性引用文件

3 术语和定义

4 命名要求

5 中医诊所诊疗范围

6 人员资质

7 药品管理

8 设备

9 房屋

10 诊所周边环境

11 管理制度和操作规范

12 医疗废物

13 消防

14 信息系统

15 中医诊所视觉识别系统

附录 A （资料性） 内部设计平面参照图

附录 B （资料性） 内部立体彩色效果图

附录 C （资料性） 处方笺常规模板参照图

参考文献

I

DB42/T 1772-2021

前　言

　　本文件按照GB/T 1.1-2020《标准化工作导则 第1部分：标准化文件的结构和起草规则》的规定起草。

　　请注意本文件的某些内容可能涉及专利。本文件的发布机构不承担识别专利的责任。

　　本文件由湖北中医药大学提出。

　　本文件由湖北省卫生健康委员会归口。

　　本文件起草单位：湖北中医药大学、湖北省标准化与质量研究院、湖北省卫生健康委员会综合监督局。

　　本文件主要起草人：赵敏、王平、赵宏发、钱辉、吴兵武、陈冰、张宇清、程潇、李毅、韩阳昱、石莹、彭博、丁绪燕、许宝华。

　　本文件实施应用中的疑问，可咨询湖北省卫生健康委员会，联系电话：027-87576376；邮箱：hbszfc@126.com。对本文件的有关修改意见和建议请反馈至湖北中医药大学，联系电话：027-68890379；邮箱：bazsbz@163.com。

II

DB42/T 1772-2021

湖北省中医诊所建设规范

1 范围

本文件规定了中医诊所的命名要求、诊疗范围、人员资质、药品管理、设备、房屋、诊所周边环境、管理制度和操作规范、医疗废物、消防、信息系统、中医诊所视觉识别系统。

本文件适用于湖北省内备案制中医诊所（含民族医诊所）的规范化建设和管理。

2 规范性引用文件

下列文件中的内容通过文中的规范性引用而构成本文件必不可少的条款。其中，注日期的引用文件，仅该日期对应的版本适用于本文件；不注日期的引用文件，其最新版本（包括所有的修改单）适用于本文件。

GB 50118—2010 《民用建筑隔声设计规范》

3 术语和定义

下列术语和定义适用于本文件。

1

DB42/T 1772-2021

3.1

中医诊所　TCM（Traditional Chinese Medicine）clinic

在中医药理论指导下，运用中药和针灸、拔罐、推拿等非药物疗法开展诊疗服务，以及中药调剂、汤剂煎煮等中药药事服务的诊所，中医药治疗率100%。中医诊所适用备案管理。

3.2

连锁中医诊所　chain of TCM clinics

由同一设置方举办，经营类别、经营性质、服务方式和50%以上的诊疗科目相同，包含相同识别名称，在湖北省区域设置3家以上（含3家）且均规范经营1年以上的提供传统中医药服务的诊所。

3.3

中医微创类技术　minimally invasive techniques of TCM

技术范围主要包括针刀技术、带刃针技术、铍针技术、水针刀技术、刃针技术、钩针技术、长圆针技术、拨针技术、银质针技术及穴位埋线技术等。

2

3.4

中央药房 central pharmacy

又称在线药房、智慧药房，中药厂商与医疗机构合作，通过互联网及物联网，改造传统诊疗流程，提供送药上门、中药代煎、药事咨询等服务的一站式药事服务平台。

3.5

医疗废物 medical waste

医疗卫生机构在医疗、预防、保健以及其他相关活动中产生的具有直接或者间接感染性、毒性以及其他危害性的废物。

3.6

中医诊所视觉识别系统 visual identity system of TCM clinic

中医诊所个性和身份的识别系统。中医诊所可以通过导入视觉识别系统将诊所的经营理念、中医文化精神等透过独特的视觉符号传达给社会大众，对外为诊所在公众中建立起鲜明统一的认知，对内征得员工的认同感、归属感，增强诊所凝聚力。

3

DB42/T 1772-2021

4 命名要求

4.1 命名原则

4.1.1 中医诊所命名应准确、规范、合理。

4.1.2 中医诊所名称应名副其实，且与其类别和诊疗科目相适应，不应在名称中擅自增加或更改诊疗科目。

4.1.3 中医诊所名称中不应含有行政区划名称，如"武昌区"。

4.1.4 中医诊所的识别名称可以包含地名，地名宜用明确的较小单位地名，不应超过备案的县级行政区划范围，如"武昌""青年路""曾都"。

4.2 基本要求

4.2.1 中医诊所名称组成应为"识别名称+中医（诊疗科目）诊所"，识别名称可为地名+个人姓名、单位名称、字号等。即个人申请诊所名称可为：地名+个人姓名（或字号）+中医（诊疗科目）诊所，如"武昌李杏林中医诊所、武昌李杏林中医儿科诊所"；法人机构申请诊所名称可为：地名+法人名称+中医（诊疗科目）诊所，如"武昌海晨中医诊所"；其他非法人组织申请诊所名称可为：地名+字号+（诊疗科目）中医诊所，如"武昌仁和堂中医诊所"。

4.2.2 民族医诊所名称可用"地名+个人姓名+×医诊所"，如"武昌李伯景蒙医诊所"。

4

4.2.3 连锁中医诊所名称可用"地名+字号（品牌）+连锁中医诊所"，如"青年路济世堂连锁中医诊所"。

4.2.4 中医诊所应使用一个名称。

4.2.5 中医诊所名称发生变动的，应及时到原备案机关对变动事项进行备案。

4.3 其他要求

4.3.1 中医诊所不应使用下列名称：

a) 有损于国家、社会或者公共利益的名称；

b) 侵犯他人利益的名称；

c) 以外文字母、汉语拼音以及音译文字组成的名称；

d) 以医疗仪器、药品、医用产品命名的名称；

e) 含有"疑难病""专治""专家""名医"或者同类含义文字的名称以及其他宣传或者暗示诊疗效果的名称；

f) 超出登记的诊疗科目范围的名称；

g) 以谐音、形容词等形式模仿或者暗示其他医疗机构名称；

h) 含有协和、同仁、华山、湘雅、齐鲁、华西等知名医院相关字词的，且无相关授权的；

i) 省级以上卫生健康主管部门规定不得使用的名称。

4.3.2 不应以具体疾病名称作为识别名称，确有需要的由湖北省中医药管理部门核准。

5

DB42/T 1772—2021

4.3.3 中医诊所的印章、牌匾以及医疗文件中使用的名称应与备案的中医诊所名称相同。

5 中医诊所诊疗范围

5.1 中医诊所应在中医药理论指导下，运用中药和针灸、拔罐、推拿等非药物疗法开展诊疗服务。

5.2 中医诊所可根据国家规定开展中医微创类技术、中药注射剂、穴位注射等存在一定医疗安全风险的技术。但诊所从业人员应具备相应技术资质或经相关技术培训，诊所应有开展技术必需的设备，应保证诊疗环境和消毒管理符合要求，应制定感染控制制度和流程，应遵循知情同意制度。

5.3 中医诊所可开展中药调剂、汤剂煎煮、膏剂、丹剂、丸剂、散剂等中药药事服务。

5.4 中医药治疗率应为100%。

5.5 按照中医诊所备案管理要求，中医诊所应按照备案的诊疗科目、技术开展诊疗活动，诊所名称、场所、主要负责人、诊疗科目、技术等备案事项发生变动时，应及时到原备案机关对变动事项进行备案。

5.6 中医诊所应加强对从业人员的医德医风教育。诊所从业人员应遵守行业规范，恪守医德，努力提高专业水平和服务质量。

6

6 人员资质

6.1 中医诊所从业人员应身体健康，能够胜任相关工作。宜定期参加中医药技术、感染控制、传染病防治及卫生法律法规等知识的培训及继续教育，不断提升执业能力。

6.2 中医诊所应至少有符合下列条件之一的 1 名执业医师：

　　a) 具有中医类别医师资格证书并经注册后在医疗、预防、保健机构中执业满 3 年；

　　b) 具有中医（专长）医师资格证书，经注册依法执业。

6.3 开展中药饮片调剂活动的，应至少有具备以下条件之一的 1 名中药技术人员：

　　a) 通过中药调剂员资格考试获得中药调剂员资质；

　　b) 通过中药学职称考试并获得中药学专业技术资格；

　　c) 通过国家执业中药师考试并获得执业中药师资格。

6.4 具有中医类别医师资格证书的执业医师如果取得中药技术资质的，可开展中药饮片调剂活动。

6.5 有下列情形之一的人员或单位，不准许申请设置备案中医诊所：

　　a) 不能独立承担民事责任的单位；

　　b) 正在服刑或者不具有完全民事行为能力的个人；

　　c) 发生二级及以上医疗事故未满五年的主要责任人；

　　d) 因违反有关法律、法规和规章，已被吊销执业证书的医务人员；

7

DB42/T 1772-2021

    e) 被吊销医疗机构执业许可证的医疗机构法定代表人或者主要负责人；

    f) 省级卫生健康主管部门规定的其他情形。

6.6 有本文件6.5中b)、c)、d)、e)项所列情形之一者，不准许充任中医诊所的法定代表人或者主要负责人。

6.7 中医执业医师应按照执业注册及备案的执业类别、执业范围、执业地点、执业机构开展诊疗活动。医师变更执业类别、执业范围、执业地点、执业机构等注册事项的，应通过国家医师管理信息系统提交医师变更执业注册申请及省级以上卫生健康主管部门规定的其他材料。医师变更主要执业机构的，应重新办理注册。

中医执业医师的诊疗项目可包括但不限于：

    a) 开展传统中医诊疗服务，比如脉诊、中药、普通针灸、拔罐、推拿、正骨等；

    b) 使用中医诊疗设备开展治疗，比如电针仪、灸疗仪、经络导平仪等；

    c) 提供临方中药调制、加工服务；

    d) 开展中医微创类技术、穴位注射及使用中药注射剂等存在一定医疗安全风险的诊疗服务。

6.8 中医（专长）医师应按考核专家认定的考核结论确定执业范围，应在注册的执业范围内从事中医医疗活动。跨省执业的应经湖北省中医药主管部门同意并注册。

8

7 药品管理

7.1 一般规定

中医诊所应完善药品购进、验收、储存、养护、调配及使用等环节的质量管理制度，明确各环节中工作人员的岗位责任。

7.2 药品采购供应

7.2.1 中医诊所应从具有药品生产、经营资格的企业购进中药饮片、中成药等药品。

7.2.2 中医诊所应对购进的药品验明药品合格证明和其他标识。不符合规定要求的，不应购进和使用。

7.2.3 中医诊所应查验供货单位的药品生产许可证或者药品经营许可证和营业执照以及所销售药品的批准证明文件等证明文件，并核实销售人员持有的授权书原件和身份证原件。

7.2.4 中医诊所应对购进药品逐批验收，并建立真实、完整的药品验收记录。

7.2.5 规模较小的中医诊所可以通过与所在地的中央药房合作向患者提供中药服务，由中央药房专业药师完成药品的审方、调剂、中药煎煮与配送服务。

DB42/T 1772—2021

7.3 药品储存环境

7.3.1 中医诊所应有与所使用药品相适应的场所、仓储设施、设备、卫生环境储存药品。药品的存放应符合药品说明书标明的条件。

7.3.2 中医诊所应制定和执行药品保管、养护管理制度，应采取必要的控温、防潮、避光、通风、防火、防虫、防鼠、防污染等措施，保证药品质量。

7.3.3 中医诊所应具备清洁卫生的环境，利用传统工艺制备膏丹丸散、水剂等的设备应清洁无污物。

7.4 处方调配

7.4.1 中医诊所调配处方应进行核对，对处方所列药品不应擅自更改或者代用；对有配伍禁忌或者超剂量的处方，应拒绝调配；必要时，经处方医师更正或者重新签字，方可调配。

7.4.2 中医诊所不应使用过期、腐变、不合格的药品，不应违规炮制药品。

7.4.3 中医诊所发现存在安全隐患的药品，应立即停止使用，并通知药品生产企业或者供货商，及时向所在地药品监督管理部门报告。

7.4.4 中医诊所宜逐步建立覆盖药品购进、储存、调配、使用全过程质量控制的电子管理系统，实现药品来源可追溯、去向可查清。

10

7.4.5 中医诊所应每年组织直接接触药品人员进行健康检查，并建立健康档案。患有传染病或者其他可能污染药品的疾病的，不应从事直接接触药品的工作。

7.5 中药制剂备案

7.5.1 中医诊所仅使用传统工艺配制的中药制剂品种，向省级药品监督管理部门备案后即可配制。

7.5.2 中医诊所可委托取得药品生产许可证的药品生产企业、取得医疗机构制剂许可证的其他医疗机构配制中药制剂。

8 设备

8.1 中医诊所应配置的基本设备包括但不限于：诊桌、诊椅、脉枕、紫外线消毒设备、污物桶等。

8.2 中医诊所应配置与开展诊疗范围相适应的其他设备（包括中医诊疗设备），如针具、火罐、刮痧板、电针仪、针灸铜人、中药柜、中药丸制丸机、煎药机、体质测试仪、体质测试软件等，血压计、体温计、压舌板等。

8.3 中医诊所开展中医微创类技术、穴位注射及使用中药注射剂等存在一定医疗安全风险的技术时，应配备必要的急救设备及急救药品。如氧气瓶（袋）、止血带、止血钳、消毒用品、开口器、牙垫、口腔通气道、人工呼吸器等。

11

DB42/T 1772-2021

9　房屋

9.1　建筑设计要求

9.1.1　中医诊所建筑物出入口宜设置无障碍出入口。

9.1.2　中医诊所建筑物宜设置具有引导、管理功能的标识系统，并宜符合下列要求：

　　a) 标识系统可采用文字、箭头指示、图案引导等多种方式；

　　b) 标识导向分级宜按表1设置。

表1　标识导向分级

一级导向	二级导向	三级导向	四级导向
户外/楼宇标牌	楼层通道标牌	各功能单元标牌	门牌、窗口牌
出入口标识、道路指引标识、服务设施标识、总体平面标识、户外形象标识	楼层索引、楼层索引及平面图、大厅通道标识、公共服务设施标识、出入口索引	各功能单元标识	各房间门牌、各窗口牌、公共服务设施门牌

9.1.3　楼梯的位置应同时符合防火、疏散和功能分区的要求。

12

9.1.4 房屋应充分利用自然通风和天然采光。

9.1.5 诊室的允许噪声级和隔声，应符合 GB 50118—2010 的规定。

9.1.6 室内装修和防护应符合下列要求：

　　a) 医疗用房的地面、踢脚板、墙裙、墙面、顶棚应便于清扫或冲洗；

　　b) 中药配方室、储药室、药房均应采取防尘、防霉、防虫、防鼠、防污染等措施，保持室内清洁卫生。

9.1.7 卫生间的设置宜符合下列要求：

　　a) 患者使用的坐式大便器坐圈宜采用不易被污染、易消毒的类型。进入蹲式大便器隔间不应有高差。大便器旁宜装置安全抓杆；

　　b) 卫生间宜设前室，宜设置非手动开关的洗手设施。

9.2 房屋要求

9.2.1 房屋应相对独立，诊所的使用面积和建筑布局应满足诊疗科目医疗需求。

9.2.2 诊所建筑面积不宜小于 40 ㎡，每增加一个治疗床位，建筑面积宜至少增加 6 ㎡；每增加一个功能分区，建筑面积宜至少增加 8 ㎡。

9.2.3 原坐堂医应申请独立房屋并进行中医诊所备案，取得中医诊所备案证后，方可开展诊疗服务。

9.2.4 诊疗区域应布局合理，符合卫生学布局与流程。

9.2.5 中医诊所应至少设置候诊区、就诊区。

13

9.2.6　候诊用房设置宜符合下列要求：

　　a)　利用走道候诊时，走道应有足够的净宽满足候诊需
　　　　要；

　　b)　宜采用医患通道分设、电子叫号、预约挂号等方式。

9.2.7　诊查用房设置宜符合下列要求：

　　a)　双人诊查室使用面积不宜小于 12 m²，床位之间应设
　　　　置隔帘；

　　b)　单人诊查室使用面积不宜小于 8 m²。

9.2.8　中药房、治疗室的面积应满足功能需要，并应根据开
展的诊疗范围不同具备下列条件：

　　a)　开展中药饮片和中成药调剂服务的，配方室应相对
　　　　独立；

　　b)　开展中医非药物疗法的，应设置独立的治疗室，并
　　　　根据需要设置排烟通道。

10　诊所周边环境

10.1　交通

中医诊所周边宜交通便利，有基本的公交设施。

10.2 周边设施

10.2.1 中医诊所周边水电等市政基础设施条件应运行良好。

10.2.2 中医诊所周边建筑物、街道应具备污水处理系统。

10.3 诊所位置

中医诊所可位于居民区附近，方便居民就诊需求。

11 管理制度和操作规范

11.1 管理制度

11.1.1 中医诊所应按照国家规定建立管理制度，如首诊负责制、处方管理制度、急危重症抢救制度、转诊制度、知情同意制度、病案管理制度、消毒隔离制度、污水污物处理制度、医疗废物处理制度、医疗纠纷(事故)防范制度、传染病疫情报告和登记制度、消防安全管理制度等。设有药房的，还应包括中药使用管理制度、中药饮片调剂制度、中药煎药制度等。

11.1.2 中医诊所应建立其他工作制度，如中医诊所工作制度、中医诊所医师制度、中医诊所治疗室制度、中医诊所中药房制度、中医诊所煎药室制度、中医诊所医疗废弃物暂存间制度等。

15

DB42/T 1772-2021

11.2　操作规范

11.2.1　中医诊所应有国家制定或认可的医疗技术操作规程，并成册可用。

11.2.2　中医诊所应制定感染控制制度和流程，中医药技术操作应符合中医医疗技术感染预防与控制的规定。

12　医疗废物

12.1　一般规定

12.1.1　中医诊所应建立、健全医疗废物管理责任制，其法定代表人或者主要负责人为第一责任人，切实履行职责，防止因医疗废物导致传染病传播和环境污染事故。

12.1.2　中医诊所宜制定与医疗废物安全处置有关的规章制度和在发生意外事故时的应急预案。

12.1.3　中医诊所不应在非储存地点倾倒、堆放医疗废物或者将医疗废物混入其他废物和生活垃圾。

12.2　医疗废物的收集

12.2.1　中医诊所应及时收集诊所产生的医疗废物，交由有废物处置资质的单位进行处置，自行处置的，应符合医疗废物处置规定。

12.2.2　医疗废物应有专用包装物、容器。

16

12.3 医疗废物的暂时储存

12.3.1 中医诊所应配备医疗废物的暂时储存设施、设备，不应露天存放医疗废物。

12.3.2 医疗废物的暂时储存设施、设备，应远离医疗区、食品加工区和人员活动区以及生活垃圾存放场所，并应设置明显的警示标识和防渗漏、防鼠、防蚊蝇、防蟑螂、防盗以及预防儿童接触等安全措施。

12.3.3 医疗废物的暂时储存设施、设备应定期消毒和清洁。

12.3.4 中医诊所产生的医疗污水，自行或者委托专业机构处理的，应符合国家消毒规定。

13 消防

13.1 一般规定

中医诊所的法定代表人、主要负责人、实际控制人应为消防安全第一责任人。

13.2 消防安全要求

13.2.1 中医诊所应制定中医诊所的消防安全制度、消防安全操作规程以及灭火和应急疏散预案。

13.2.2 中医诊所应根据国家规定配备相应的灭火器材、装备和个人防护器材。

17

DB42/T 1772-2021

13.2.3 中医诊所不应私拉乱接电气线路、超负荷用电。

14 信息系统

14.1 系统功能

14.1.1 中医诊所应根据国家规定逐步建立信息系统。

14.1.2 中医诊所信息系统的功能可包括收费管理、电子病历、药房管理、财务管理、互联网+医疗健康服务、法定传染病信息与突发公共卫生事件、预约服务、自助服务、基本医疗服务、医疗废弃物管理等。

14.2 互联互通

14.2.1 有中医医保需求的，中医诊所信息系统应满足医保部门信息化互联互通要求，并完成与医疗信息系统的对接。

14.2.2 中医诊所信息系统宜与医疗服务监管信息系统互联互通，实现医疗服务的事前、事中、事后监管，建立中医诊所不良执业行为记录制度。

14.3 网络安全

14.3.1 中医诊所的网络应符合网络运行的安全要求，保障网络免受干扰、破坏或者未经授权的访问，防止网络数据泄露或者被窃取、篡改。

18

14.3.2 中医诊所的网络应符合网络信息安全的要求，对其收集的患者隐私和个人信息严格保密，并建立健全用户信息保护制度。

15 中医诊所视觉识别系统

15.1 概述

中医诊所视觉识别系统主要包括中医诊所招牌、室内装修和处方笺等。

15.2 招牌

15.2.1 中医诊所招牌宜悬挂于大门门头中央或悬挂在大门左侧或右侧。

15.2.2 中医诊所招牌应统一格式为："十字标识+诊所名称+备案编号"。招牌外观的样式和色彩应统一。

15.2.3 中医诊所应将包含有诊所名称、备案号、诊疗范围、联系人、联系电话、地址等备案信息的二维码印在招牌上或者单独悬挂在醒目处。

15.2.4 中医诊所招牌信息应符合本文件第4.3条的规定。

15.2.5 中医诊所招牌宜采用以下制作标准：

    a) 字体：书法体。宜采用楷体等带中式风格的字体，或者自己书写的字体；

    b) 规格：可根据建筑物的体量及悬挂位置的大小而定；

    c) 材质：防腐木牌匾；

19

  d)　色彩：主要颜色宜为红底金字。金色色号值宜为：
　　　 37 52 73 0。红色色号值宜为：73 91 78 65（参见
　　　 图1、图2）。

15.2.6　中医诊所横式和竖式招牌样式参见图1、图2。

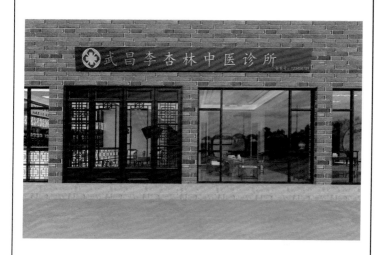

图1　横式招牌样式

20

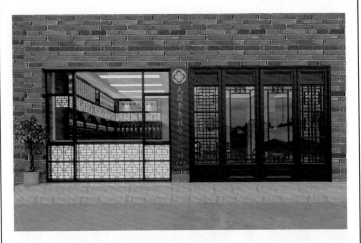

图2 竖式招牌样式

15.2.7 中医诊所的横式招牌下方左右可自行悬挂对联,宜具备中医特色,风格与内部装饰统一。

15.3 内部设计要求

中医诊所内部可分为候诊区、导诊台(收银台,划价处)、诊室、治疗室、药房、卫生间、污染物存放区等区域。内部设计平面图参见附录A,内部立体彩色效果图参见附录B。

21

DB42/T 1772-2021

15.4　处方笺

中医诊所的处方笺不宜小于120 mm×190 mm，内容宜包括医疗行业标志、诊所名称、编号等信息，宜印在信纸头部。其中，诊所信息宜放于左上角，医疗行业标志宜放于右上角。常规模板参见附录C。

22

DB42/T 1772-2021

附　录　A
（资料性）
内部设计平面图

内部设计平面图可参考图A.1、图A.2、图A.3。

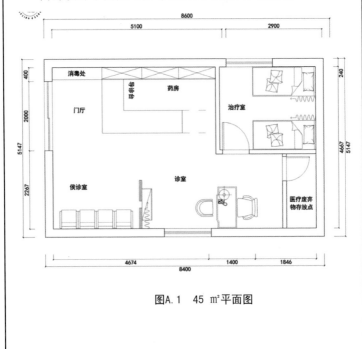

图A.1　45 ㎡平面图

23

DB42/T 1772-2021

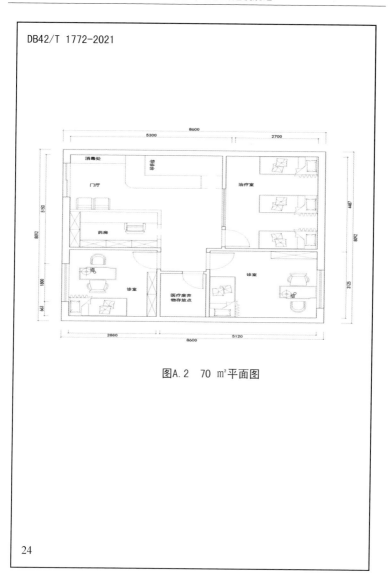

图A.2 70 ㎡平面图

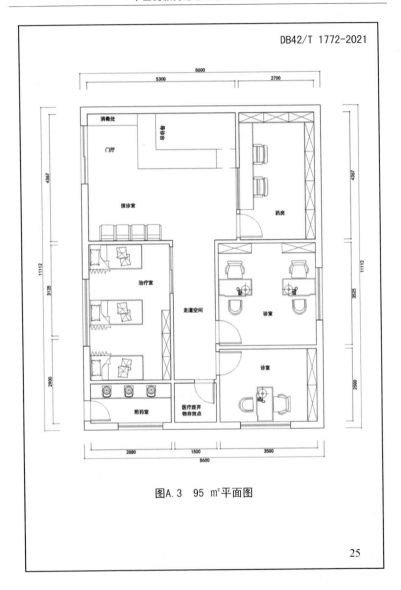

图A.3　95 ㎡平面图

DB42/T 1772-2021

附　录　B

（资料性）

内部立体彩色效果图

内部立体彩色效果图参见图B.1、图B.2、图B.3、图B.4。

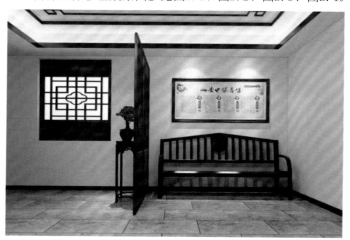

图 B.1　候诊室

26

DB42/T 1772-2021

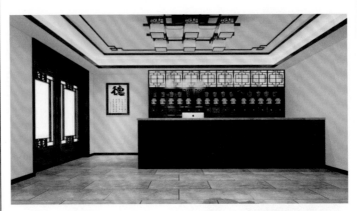

图B.2　导诊台（收银台，划价处）、药柜

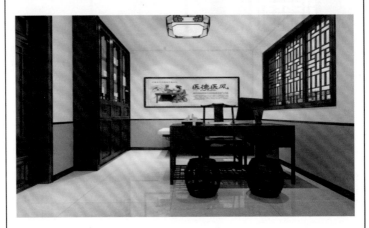

图B.3　诊室

27

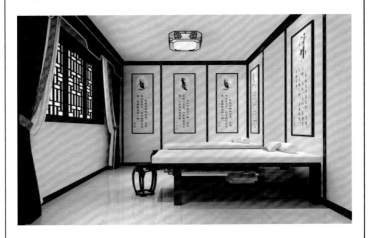

图B.4 治疗室

DB42/T 1772-2021

附 录 C

（资料性）

处方笺常规模板参照图

处方笺常规模板可参考图C.1。

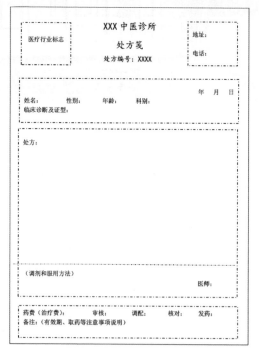

图C.1 处方笺常规模板参照图

29

DB42/T 1772—2021

参 考 文 献

[1] 《中华人民共和国民法典》

[2] 《中华人民共和国中医药法》

[3] 《中华人民共和国药品管理法》

[4] 《中华人民共和国消防法》

[5] 《中华人民共和国网络安全法》

[6] 《医疗机构管理条例》

[7] 《医疗废物管理条例》

[8] 《中医诊所备案管理暂行办法》

[9] 《医疗机构药品监督管理办法》

[10] 《医疗机构消防安全管理九项规定》

[11] 《关于医师执业注册中执业范围的暂行规定》

[12] 《中医医术确有专长人员医师资格考核注册管理暂行办法》

[13] 《中医诊所基本标准》

[14] 《诊所改革试点地区中医诊所基本标准（2019年修订版）》

[15] 《中医医疗技术相关性感染预防与控制指南（试行）》

[16] 《医院中药饮片管理规范》

[17] 《消毒管理办法》

[18] GB 51039—2014《综合医院建筑设计规范》

30

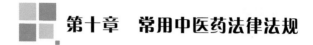

第十章　常用中医药法律法规

一、法律

1. 宪法

（1）1982年12月4日第五届全国人民代表大会第五次会议通过,1982年12月4日全国人民代表大会公告公布施行。

（2）根据1988年4月12日第七届全国人民代表大会第一次会议通过的《中华人民共和国宪法修正案》修正。

（3）根据1993年3月29日第八届全国人民代表大会第一次会议通过的《中华人民共和国宪法修正案》修正。

（4）根据1999年3月15日第九届全国人民代表大会第二次会议通过的《中华人民共和国宪法修正案》修正。

（5）根据2004年3月14日第十届全国人民代表大会第二次会议通过的《中华人民共和国宪法修正案》修正。

（6）根据2018年3月11日第十三届全国人民代表大会第一次会议通过的《中华人民共和国宪法修正案》修正。

2. 基本医疗卫生与健康促进法

2019年12月28日,经第十三届全国人民代表大会常务委员会第十五次会议通过,于2020年6月1日起施行。

3. 中医药法

2016年12月25日,经第十二届全国人民代表大会常务委员会第二十五次会议通过,自2017年7月1日起施行。

4. 医师法

2021年8月20日,经第十三届全国人民代表大会常务委员会第三十次会议通过,自2022年3月1日起施行。

5. 药品管理法

(1) 1984 年 9 月 20 日,经第六届全国人民代表大会常务委员会第七次会议通过。

(2) 2001 年 2 月 28 日,经第九届全国人民代表大会常务委员会第二十次会议第一次修订。

(3) 根据 2013 年 12 月 28 日第十二届全国人民代表大会常务委员会第六次会议《关于修改〈中华人民共和国海洋环境保护法〉等七部法律的决定》第一次修正。

(4) 根据 2015 年 4 月 24 日第十二届全国人民代表大会常务委员会第十四次会议《关于修改〈中华人民共和国药品管理法〉的决定》第二次修正。

(5) 2019 年 8 月 26 日,经第十三届全国人民代表大会常务委员会第十二次会议第二次修订,自 2019 年 12 月 1 日起施行。

6. 传染病防治法

(1) 1989 年 2 月 21 日,经第七届全国人民代表大会常务委员会第六次会议通过。

(2) 2004 年 8 月 28 日,经第十届全国人民代表大会常务委员会第十一次会议修订。

(3) 根据 2013 年 6 月 29 日第十二届全国人民代表大会常务委员会第三次会议《关于修改〈中华人民共和国文物保护法〉等十二部法律的决定》修正。

7. 精神卫生法

(1) 2012 年 10 月 26 日,经第十一届全国人民代表大会常务委员会第二十九次会议通过,自 2013 年 5 月 1 日起施行。

(2) 根据 2018 年 4 月 27 日第十三届全国人民代表大会常务委员会第二次会议《关于修改〈中华人民共和国国境卫生检疫法〉等六部法律的决定》修正。

8. 献血法

1997 年 12 月 29 日,经第八届全国人民代表大会常务委员会第二十九次会议通过,自 1998 年 10 月 1 日起施行。

9. 非物质文化遗产法

2011 年 2 月 25 日,经第十一届全国人民代表大会常务委员会第十九次会议通过,自 2011 年 6 月 1 日起施行。

10. 野生动物保护法

(1) 1988 年 11 月 8 日,经第七届全国人民代表大会常务委员会第四次会议通过。

(2) 根据 2004 年 8 月 28 日第十届全国人民代表大会常务委员会第十一次会议《关于修改〈中华人民共和国野生动物保护法〉的决定》第一次修正。

(3) 根据 2009 年 8 月 27 日第十一届全国人民代表大会常务委员会第十次会议《关于修改部分法律的决定》第二次修正。

(4) 2016 年 7 月 2 日,经第十二届全国人民代表大会常务委员会第二十一次会议修订。

(5) 根据 2018 年 10 月 26 日第十三届全国人民代表大会常务委员会第六次会议《关于修改〈中华人民共和国野生动物保护法〉等十五部法律的决定》第三次修正。

11. 食品安全法

(1) 2009 年 2 月 28 日,经第十一届全国人民代表大会常务委员会第七次会议通过。

(2) 2015 年 4 月 24 日,经第十二届全国人民代表大会常务委员会第十四次会议修订。

(3) 根据 2018 年 12 月 29 日第十三届全国人民代表大会常务委员会第七次会议《关于修改〈中华人民共和国产品质量法〉等五部法律的决定》第一次修正。

(4) 根据 2021 年 4 月 29 日第十三届全国人民代表大会常务

委员会第二十八次会议《关于修改〈中华人民共和国道路交通安全法〉等八部法律的决定》第二次修正。

12.母婴保健法

（1）1994年10月27日，经第八届全国人民代表大会常务委员会第十次会议通过，自1995年6月1日起施行。

（2）根据2009年8月27日第十一届全国人民代表大会常务委员会第十次会议《关于修改部分法律的决定》第一次修正。

（3）根据2017年11月4日第十二届全国人民代表大会常务委员会第三十次会议《关于修改〈中华人民共和国会计法〉等十一部法律的决定》第二次修正。

13.行政许可法

（1）2003年8月27日，经第十届全国人民代表大会常务委员会第四次会议通过，自2004年7月1日起施行。

（2）根据2019年4月23日第十三届全国人民代表大会常务委员会第十次会议《关于修改〈中华人民共和国建筑法〉等八部法律的决定》修正。

14.行政处罚法

（1）1996年3月17日，经第八届全国人民代表大会第四次会议通过，自1996年10月1日起施行。

（2）根据2009年8月27日第十一届全国人民代表大会常务委员会第十次会议《关于修改部分法律的决定》第一次修正。

（3）根据2017年9月1日第十二届全国人民代表大会常务委员会第二十九次会议《关于修改〈中华人民共和国法官法〉等八部法律的决定》第二次修正。

（4）2021年1月22日，经第十三届全国人民代表大会常务委员会第二十五次会议修订。

15.行政强制法

2011年6月30日，经第十一届全国人民代表大会常务委员会第二十一次会议通过,自 2012 年 1 月 1 日起施行。

16. 行政复议法

(1) 1999 年 4 月 29 日,经第九届全国人民代表大会常务委员会第九次会议通过,自 1999 年 10 月 1 日起施行。

(2) 根据 2009 年 8 月 27 日第十一届全国人民代表大会常务委员会第十次会议《关于修改部分法律的决定》第一次修正。

(3) 根据 2017 年 9 月 1 日第十二届全国人民代表大会常务委员会第二十九次会议《关于修改〈中华人民共和国法官法〉等八部法律的决定》第二次修正。

17. 行政诉讼法

(1) 1989 年 4 月 4 日,经第七届全国人民代表大会第二次会议通过,自 1990 年 10 月 1 日起施行。

(2) 根据 2014 年 11 月 1 日第十二届全国人民代表大会常务委员会第十一次会议《关于修改〈中华人民共和国行政诉讼法〉的决定》第一次修正。

(3) 根据 2017 年 6 月 27 日第十二届全国人民代表大会常务委员会第二十八次会议《关于修改〈中华人民共和国民事诉讼法〉和〈中华人民共和国行政诉讼法〉的决定》第二次修正。

18. 国家赔偿法

(1) 1994 年 5 月 12 日,经第八届全国人民代表大会常务委员会第七次会议通过,自 1995 年 1 月 1 日起施行。

(2) 根据 2010 年 4 月 29 日第十一届全国人民代表大会常务委员会第十四次会议《关于修改〈中华人民共和国国家赔偿法〉的决定》第一次修正。

(3) 根据 2012 年 10 月 26 日第十一届全国人民代表大会常务委员会第二十九次会议《关于修改〈中华人民共和国国家赔偿法〉的决定》第二次修正。

19. 广告法

（1）1994 年 10 月 27 日，经第八届全国人民代表大会常务委员会第十次会议通过。

（2）2015 年 4 月 24 日，经第十二届全国人民代表大会常务委员会第十四次会议修订。

（3）根据 2018 年 10 月 26 日第十三届全国人民代表大会常务委员会第六次会议《关于修改〈中华人民共和国野生动物保护法〉等十五部法律的决定》第一次修正。

（4）根据 2021 年 4 月 29 日第十三届全国人民代表大会常务委员会第二十八次会议《关于修改〈中华人民共和国道路交通安全法〉等八部法律的决定》第二次修正。

二、行政法规

1. 医疗机构管理条例

（1）1994 年 2 月 26 日中华人民共和国国务院令第 149 号发布。

（2）根据 2016 年 2 月 6 日《国务院关于修改部分行政法规的决定》第一次修订。

（3）根据 2022 年 3 月 29 日《国务院关于修改和废止部分行政法规的决定》第二次修订。

2. 药品管理法实施条例

（1）2002 年 8 月 4 日中华人民共和国国务院令第 360 号公布。

（2）根据 2016 年 2 月 6 日《国务院关于修改部分行政法规的决定》第一次修订。

（3）根据 2019 年 3 月 2 日《国务院关于修改部分行政法规的决定》第二次修订。

3. 医疗器械监督管理条例

（1）2000 年 1 月 4 日中华人民共和国国务院令第 276 号公布。

（2）2014 年 2 月 12 日国务院第 39 次常务会议修订通过。

（3）根据 2017 年 5 月 4 日《国务院关于修改〈医疗器械监督管理条例〉的决定》修订。

（4）2020 年 12 月 21 日国务院第 119 次常务会议修订通过。

4. 医疗纠纷预防和处理条例

2018 年 6 月 20 日国务院第 13 次常务会议通过并公布，自 2018 年 10 月 1 日起施行。

5. 中药品种保护条例

（1）1992 年 10 月 14 日中华人民共和国国务院令第 106 号发布，自 1993 年 1 月 1 日起施行。

（2）根据 2018 年 9 月 18 日《国务院关于修改部分行政法规的决定》修订。

6. 医疗事故处理条例

2002 年 2 月 20 日国务院第 55 次常务会议通过并公布，自 2002 年 9 月 1 日起施行。

7. 野生药材资源保护管理条例

1987 年 10 月 30 日由国务院发布，自 1987 年 12 月 1 日起施行。

8. 突发公共卫生事件应急条例

（1）2003 年 5 月 9 日中华人民共和国国务院令第 376 号公布，自 2003 年 5 月 9 日起施行。

（2）根据 2011 年 1 月 8 日《国务院关于废止和修改部分行政法规的决定》修订。

9. 医疗废物管理条例

（1）2003 年 6 月 16 日中华人民共和国国务院令第 380 号

公布。

(2)根据 2011 年 1 月 8 日《国务院关于废止和修改部分行政法规的决定》修订。

10. 乡村医生从业管理条例

(1) 2003 年 7 月 30 日国务院第 16 次常务会议通过。

(2) 2003 年 8 月 5 日中华人民共和国国务院令第 386 号公布,自 2004 年 1 月 1 日起施行。

11. 护士条例

(1) 2008 年 1 月 31 日中华人民共和国国务院令第 517 号公布。

(2)根据 2020 年 3 月 27 日《国务院关于修改和废止部分行政法规的决定》修订。

12. 医疗用毒性药品管理办法

(1) 1988 年 11 月 15 日国务院第 25 次常务会议通过。

(2) 1988 年 12 月 27 日中华人民共和国国务院令第 23 号发布,自发布之日起施行。

13. 麻醉药品和精神药品管理条例

(1) 2005 年 8 月 3 日中华人民共和国国务院令第 442 号公布,自 2005 年 11 月 1 日起施行。

(2)根据 2013 年 12 月 7 日《国务院关于修改部分行政法规的决定》第一次修订。

(3)根据 2016 年 2 月 6 日《国务院关于修改部分行政法规的决定》第二次修订。

三、部门规章及规范性文件

(一)综合管理类

(1)卫生部、国家中医药管理局关于做好《医疗广告管理办法》贯彻实施工作的通知(卫医发〔2006〕470号)。

(2)医疗美容服务管理办法(国家卫生和计划生育委员会令第8号)。

(3)国务院关于印发中医药发展战略规划纲要(2016—2030年)的通知(国发〔2016〕15号)。

(4)国务院办公厅关于改革完善医疗卫生行业综合监管制度的指导意见(国办发〔2018〕63号)。

(5)关于印发促进社会办医持续健康规范发展意见的通知(国卫医发〔2019〕42号)。

(6)中共中央　国务院关于促进中医药传承创新发展的意见。

(7)国家中医药管理局办公室关于做好中医药健康管理服务项目实施工作的通知(国中医药办医政发〔2013〕39号)。

(8)关于打击非法行医专项行动中有关中医监督问题的批复(国中医药办法监发〔2014〕9号)。

(9)国家中医药管理局关于全面推进中医药法治建设的指导意见(国中医药法监发〔2015〕9号)。

(10)国家旅游局　国家中医药管理局关于促进中医药健康旅游发展的指导意见(旅发〔2015〕244号)。

(11)国家中医药管理局关于促进中医养生保健服务发展的指导意见(国中医药医政发〔2016〕1号)。

(12)国家卫生计生委国家中医药管理局关于加强中医药监督管理工作的意见(国中医药法监发〔2016〕8号)。

(13)国家中医药管理局国家发展和改革委员会关于印发《中医药"一带一路"发展规划(2016—2020年)》的通知(国中医药国际发〔2016〕44号)。

(14)国家中医药管理局关于印发中医药发展"十三五"规划的通知(国中医药规财发〔2016〕25号)。

（15）国家中医药管理局关于印发中医药文化建设"十三五"规划的通知（国中医药办发〔2016〕37 号）。

（16）国家中医药管理局关于印发中医药人才发展"十三五"规划的通知（国中医药人教发〔2016〕39 号）。

（17）国家中医药管理局关于印发中医药信息化发展"十三五"规划的通知（国中医药规财发〔2016〕25 号）。

（18）国家中医药管理局关于印发《关于加快中医药科技创新体系建设的若干意见》的通知（国中医药科技发〔2016〕38 号）。

（19）国家中医药管理局中医药国际合作专项项目评估评审准则与督查办法（试行）（2016 年）。

（20）关于促进中医药健康养老服务发展的实施意见（2017 年）。

（21）国家中医药管理局关于推进中医药健康服务与互联网融合发展的指导意见（国中医药规财发〔2017〕30 号）。

（22）国家中医药管理局办公室关于印发《中医药发展战略规划纲要（2016—2030 年）实施监测方案》的通知（2018 年）。

（23）关于印发《国家中医药管理局行政规范性文件管理办法》的通知（国中医药法监函〔2019〕75 号）。

（24）关于规范医疗机构中医医疗技术命名　加强中医医疗技术临床应用管理的通知（2022 年）。

（25）卫生部、国家中医药管理局关于中医推拿按摩等活动管理中有关问题的通知（国中医药发〔2005〕45 号）。

（26）国家中医药管理局关于加强对冬病夏治穴位贴敷技术应用管理的通知（国中医药医政发〔2013〕36 号）。

（27）国家中医药管理局办公室、国家卫生计生委办公厅关于印发中医医疗技术相关性感染预防与控制指南（试行）的通知（国中医药办医政发〔2017〕22 号）。

（28）国家中医药管理局办公室关于统一国家中医应急医疗

队伍名称和规范标识管理的通知(国中医药办医政函〔2015〕67号)。

(29)卫生部关于修订住院病案首页的通知(卫医政发〔2011〕84号)。

(30)国家中医药管理局办公室关于印发《中医药服务监督工作指南(试行)》的通知(国中医药办法监函〔2020〕193号)。

(31)国务院办公厅印发关于加快中医药特色发展若干政策措施的通知(国办发〔2021〕3号)。

(32)关于印发互联网诊疗监管细则(试行)的通知(国卫办医发(2022)2号)。

(33)关于印发促进社会办医持续健康规范发展意见的通知(国卫医发〔2019〕42号)。

(34)国家卫生健康委办公厅关于印发2022年国家医疗质量安全改进目标的通知(国卫办医函〔2022〕58号)。

(35)国家卫生健康委办公厅关于印发社区医院基本标准和医疗质量安全核心制度要点(试行)的通知(国卫办医函〔2019〕518号)。

(二)医疗机构类

(1)医疗机构管理条例实施细则(卫生部令第35号)。

(2)中医诊所备案管理暂行办法(国家卫计委令第14号)。

(3)卫生部办公厅关于加强医疗机构设置审批和校验工作的通知(卫办医政函〔2012〕713号)。

(4)国务院办公厅关于推进医疗联合体建设和发展的指导意见(国办发〔2017〕32号)。

(5)卫生计生委 中医药局关于印发中医诊所基本标准和中医(综合)诊所基本标准的通知(国卫医发〔2017〕55号)。

(6)关于印发互联网诊疗管理办法(试行)等3个文件的通知

（国卫医发〔2018〕25 号）。

（7）关于进一步做好分级诊疗制度建设有关重点工作的通知（国卫医发〔2018〕28 号）。

（8）关于加强医疗护理员培训和规范管理工作的通知（国卫医发〔2019〕49 号）。

（9）关于开展城市医疗联合体建设试点工作的通知（国卫医函〔2019〕125 号）。

（10）关于在医疗联合体建设中切实加强中医药工作的通知（国中医药医政发〔2019〕8 号）。

（11）国家中医药管理局关于印发《中医药信息标准体系表（试行）》的通知（国中医药办发〔2013〕41 号）。

（12）乡镇卫生院中医药服务管理基本规范。

（13）关于印发《公立中医医院、中西医结合医院绩效评价指标体系（试行）》的通知（国中医药人教发〔2016〕14 号）。

（14）国家中医药管理局办公室关于印发《国家三级公立中医医院绩效考核操作手册（2022 版）》的通知（国中医药办医政发〔2022〕1 号）。

（15）医疗卫生机构医疗废物管理办法（2003 年卫生部令第 36 号）。

（16）消毒管理办法（2017 年第二次修订）。

（17）医疗机构临床用血管理办法（2012 年卫生部令第 85 号）（2019 年修订）。

（18）医疗机构传染病预检分诊管理办法（2004 年卫生部令第 41 号）。

（19）医疗机构诊疗科目名录（卫医发〔1994〕27 号）（2009 年修订）。

（20）关于印发村卫生室管理办法（试行）的通知（国卫基层发〔2014〕33 号）。

（21）卫生计生委　中医药局关于印发医疗机构病历管理规定（2013年版）的通知（国卫医发〔2013〕31号）。

（22）医院感染管理办法（2006年卫生部令第48号）。

（23）医疗机构基本标准（试行）（卫医发〔1994〕30号）。

（24）医疗质量管理办法（国家卫生和计划生育委员会令第10号）。

（25）国家卫生健康委办公厅关于印发医疗机构门诊质量管理暂行规定的通知（国卫办医发〔2022〕8号）。

（三）医疗人员类

（1）医师执业注册管理办法（国家卫生计生委令第13号）。

（2）护士执业注册管理办法（卫生部令第59号）。

（3）医师外出会诊管理暂行规定（卫生部令第42号）。

（4）中医医术确有专长人员医师资格考核注册管理暂行办法（国家卫生计生委令第15号）。

（5）卫生部、国家食品药品监督管理局、国家中医药管理局《关于印发医疗机构从业人员行为规范的通知》（卫办发〔2012〕45号）。

（6）教育部等六部门关于医教协同深化临床医学人才培养改革的意见（教研〔2014〕2号）。

（7）教育部　国家卫生计生委　国家中医药局关于规范医学类专业办学的通知（教高〔2014〕7号）。

（8）教育部办公厅、国家卫生计生委办公厅、国家中医药管理局办公室关于加强医教协同做好临床医学硕士专业学位研究生培养与住院医师规范化培训衔接工作的通知（教研厅〔2016〕1号）。

（9）教育部办公厅、国家卫生计生委办公厅、国家中医药局办公室关于进一步做好原七年制临床医学教育调整改革工作的通知（教高厅〔2017〕1号）。

（10）关于印发《中医类别全科医生规范化培养标准（试行）》的通知（国中医药人教发〔2013〕9号）。

（11）关于印发《中医类别助理全科医生培训标准（试行）》的通知（国中医药人教发〔2013〕53号）。

（12）关于印发《中医住院医师规范化培训实施办法（试行）》等文件的通知（国中医药人教发〔2014〕25号）。

（13）关于深化中医药师承教育的指导意见（国中医药人教发〔2018〕5号）。

（14）国家中医药管理局关于印发《国医大师、全国名中医学术传承管理暂行办法》的通知（国中医药人教发〔2018〕6号）。

（15）关于印发推进和规范医师多点执业的若干意见的通知（国卫医发〔2014〕86号）。

（16）传统医学师承和确有专长人员医师资格考核考试办法（2006年卫生部令第52号）。

（17）中医医术确有专长人员医师资格考核注册管理暂行办法（2017年卫生计生委令第15号）。

（18）关于修订中医类别医师执业范围的通知（国中医药发〔2006〕52号）。

（19）国家卫生计生委办公厅、国家中医药管理局办公室关于中医类别医师从事精神障碍疾病诊断与治疗有关问题的通知（国中医药办医政发〔2015〕9号）。

（20）关于盲人医疗按摩人员执业备案有关问题的通知（国中医药医政发〔2014〕2号）。

（四）中医药剂、药材管理类

（1）国家食品药品监督管理总局关于对医疗机构应用传统工艺配制中药制剂实施备案管理的公告（国家食品药品监督管理总局2018年第19号）。

（2）关于印发加强医疗机构中医药制剂管理意见的通知（国中医药办医政发〔2010〕39 号）。

（3）国家中医药管理局关于贯彻落实《中药材保护和发展规划（2015—2020 年）》和《中医药健康服务发展规划（2015—2020 年）》的通知（国中医药办发〔2015〕14 号）。

（4）关于印发《全国医疗机构中药饮片管理专项检查方案》的通知（国中医药办医政发〔2016〕23 号）。

（5）农业农村部、国家药品监督管理局、国家中医药管理局关于印发《全国道地药材生产基地建设规划（2018—2025 年）》的通知（农农发〔2018〕4 号）。

（6）卫生部关于印发《医疗机构麻醉药品、第一类精神药品管理规定》的通知（卫医发〔2005〕438 号）。

（7）抗菌药物临床应用管理办法（2012 年卫生部令第 84 号）。

（8）关于加强乡村中医药技术人员自种自采自用中草药管理的通知（国中医药发〔2006〕44 号）。

（9）食品药品监管总局等部门关于进一步加强中药材管理的通知（食药监〔2013〕208 号）。

（10）国家中医药管理局关于加强对医疗机构膏方推广应用管理的通知（国中医药医政发〔2013〕14 号）。

（11）国家食品药品监督管理总局关于对医疗机构应用传统工艺配制中药制剂实施备案管理的公告（2018 年第 19 号）。

（12）国家中医药管理局、卫生部关于印发《医院中药饮片管理规范》的通知（国中医药发〔2007〕11 号）。

（13）卫生部、国家中医药管理局、总后勤部卫生部关于印发《医疗机构药事管理规定》的通知（卫医政发〔2011〕11 号）。

（14）医疗用毒性药品管理办法（国务院令第 23 号）。

（15）国家卫生健康委关于印发《按照传统既是食品又是中药材的物质目录管理规定》的通知（国卫食品发〔2021〕36 号）。

四、批复或回函

（1）关于打击非法行医专项行动中有关中医监督问题的批复（国中医药办法监发〔2014〕9 号）。

（2）关于中医医师开展计划生育手术有关问题的复函（国中医药办函〔2008〕116 号）。

（3）关于规范中医医疗机构诊疗科目名称有关问题的复函（国中医药函〔2009〕34 号）。

（4）关于有关举报案件中涉及中医诊疗行为判定事宜的复函（国中医药政函〔2009〕42 号）。

（5）关于中医类别执业医师申请个体行医有关问题的复函（国中医药办函〔2009〕156 号）。

（6）转发河南省中医药管理局关于临床类别执业医师从事中医药服务有关问题的批复（国中医药医政综合便函〔2011〕89 号）。

（7）关于盲人医疗按摩机构设置有关问题的批复（国中医药办医政函〔2013〕148 号）。

（8）关于中医类别医师可以从事急救工作的批复（卫医政函〔2009〕335 号）。

（9）关于对使用医疗器械开展理疗活动有关定性问题的批复（卫医发〔2004〕373 号）。

（10）关于对穴位按摩治疗近视等有关问题的批复（卫医发〔2004〕380 号）。

（11）关于美容中医科开展整形美容手术是否认定超范围执业的批复（卫医发〔2006〕41 号）。

（12）关于于非医疗机构开展"火疗"项目的复函（国中医药办医政函〔2018〕79 号）。

（13）关于重庆市卫生计生委康复按摩活动定性有关问题的批复（国卫法制函〔2014〕168 号）。

五、地方性法律法规类

（1）湖北省人民政府办公厅关于改革完善医疗卫生行业综合监督制度的实施意见（鄂政办发〔2018〕92 号）。

（2）湖北省中医药条例（2019 年 11 月 1 日起施行）。

（3）湖北省医疗机构管理实施办法（2010 年 8 月 10 日起施行）。

（4）湖北省规范卫生健康行政处罚自由裁量权指导规则（鄂卫规〔2020〕6 号）。

（5）湖北省卫生健康行政处罚自由裁量权指导标准（鄂卫规〔2020〕6 号）。

（6）关于印发《湖北省医务人员不良执业行为记分管理办法》的通知（鄂卫规〔2019〕5 号）。

（7）关于印发《湖北省乡村医生执业注册管理实施办法》的通知（鄂卫规〔2020〕4 号）。

（8）关于印发《湖北省基层医疗卫生机构药事管理规定（试行）》的通知（鄂卫规〔2019〕7 号）。

（9）关于印发《湖北省医疗技术临床应用管理办法实施细则》的通知（鄂卫规〔2019〕8 号）。

（10）关于印发《湖北省新增医疗服务项目技术规范确认暂行办法》的通知（鄂卫规〔2020〕3 号）。

六、规范或标准

（1）中医诊所基本标准。

（2）诊所改革试点地区中医诊所和中医（综合）诊所基本标准（2019 年修订版）。

（3）综合医院中医临床科室基本标准。

（4）乡镇卫生院中医科基本标准。

（5）中医骨伤医院基本标准（试行）和中医肛肠医院基本标准（试行）。

（6）无证行医查处工作规范。

（7）中医针刺类技术相关性感染预防与控制指南。

（8）中医医疗技术使用手册（2013普及版）。

（9）护理人员中医技术使用手册。

（10）中医医疗技术相关性感染预防与控制指南（试行）。

（11）县级中医医院医疗服务能力基本标准和推荐标准（试行）。

（12）冬病夏治穴位贴敷技术规范。

（13）医院中药房基本标准。

（14）医疗机构中药煎药室管理规范。

（15）医院中药饮片管理规范。

（16）医疗机构处方审核规范。

（17）乡镇卫生院中医药服务管理基本规范。

（18）社区卫生服务中心中医药服务管理基本规范。

（19）中医电子病历基本规范（试行）。

（20）中医病历书写基本规范。

（21）中药处方格式及书写规范。

（22）中医病证分类与代码（修订版）。

（23）湖北省中医诊所建设规范。

参 考 文 献

[1]　樊立华.卫生监督学[M].2 版.北京:人民卫生出版
　　　社,2013.

[2]　樊立华.卫生法律制度与监督学[M].4 版.北京:人民卫生
　　　出版社,2017.

[3]　姜明安.行政法与行政诉讼法[M].3 版.北京:北京大学出
　　　版社,2007.

[4]　应松年.行政法与行政诉讼法学[M].2 版.北京:法律出版
　　　社,2009.

[5]　张静,赵敏.卫生法学[M].2 版.北京:清华大学出版
　　　社,2020.

[6]　石超明.卫生法学[M].武汉:武汉大学出版社,2010.

[7]　郑平安.卫生法学[M].2 版.北京:科学出版社,2010.

[8]　李莉,李云梅.卫生监督学[M].北京:军事医学科学出版
　　　社,2010.

[9]　达庆东,戴金增.卫生监督[M].上海:复旦大学出版
　　　社,2003.

[10]　达庆东,田侃.卫生法学纲要[M].4 版.上海:复旦大学出
　　　版社,2011.

[11]　罗豪才,湛中乐.行政法学[M].3 版.北京:北京大学出版
　　　社,2012.

[12]　王文军.医疗机构监督概论[M].兰州:甘肃文化出版
　　　社,2006.

[13]　徐天强.卫生监督工作指南[M].2 版.上海:上海科学技术
　　　出版社,2012.

[14]　肖国兵,干爱玲.实用卫生监督[M].上海:复旦大学出版

社,2007.

[15] 谢宜静,石东坡,张博源.我国医疗卫生综合监管法律治理的实现路径[J].中国卫生事业管理,2021,38(11):847-849,876.

[16] 芦欣怡,都率,王亚东.我国医疗卫生行业综合监管制度建设初探[J].中华医院管理杂志,2019,35(1):1-4.

[17] 冯向明.浅谈日本的食品卫生监督指导工作[J].中国卫生监督杂志,2008,15(6):444-447.

[18] 宋华琳.论技术标准的法律性质——从行政法规范体系角度的定位[J].行政法学研究,2008(3):36-42.

[19] 韩丹丹.我国强制性标准的性质与改革——兼论《标准化法》的修改与完善[J].标准科学,2010(12):58-63.

[20] 黄素芹,喻小勇,田侃.中医药法背景下江苏中医诊所执法监督现状及对策探讨[J].中国研究型医院,2021,8(2):1-4.

[21] 程勇,石云,蔡轶明,等.关于加强中医药监督管理的认知情况问卷调查分析[J].中医药管理杂志,2019,27(9):24-29.

[22] 刘颖,王岳.沧桑七十年 续写新华章——新中国卫生监督发展回顾和展望[J].中国卫生监督杂志,2019,26(5):403-408.

[23] 刘小平,王中灿,何中臣,等."健康中国"背景下医疗卫生社会监督现状及路径探讨[J].中国卫生事业管理,2021,38(9):680-682.

[24] 赵延配,胡光.卫生执法监督法律基础[M].北京:人民卫生出版社,2019.

[25] 国家中医药管理局政策法规与监督司.常用中医药法律法规汇编(2020年版)[M].北京:中国中医药出版社,2020.

[26] 黄薇.中华人民共和国中医药法解读[M].北京:中国法制出版社,2017.